杜太超 著

重返青春 驻颜有术

让你回归青春的15种手术

人民卫生出版社

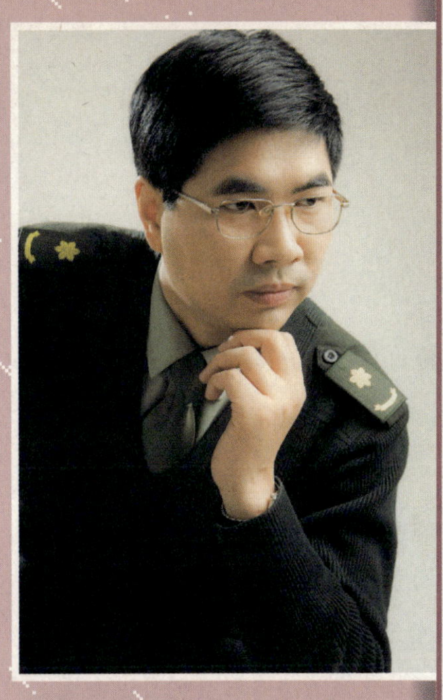

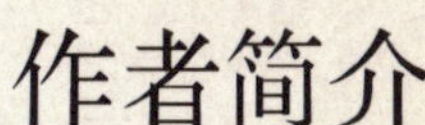

作者简介

杜太超

四川南充人，第三军医大学整形外科硕士学位毕业。现任总装备部北京黄寺美容外科医院美容外科副主任医师,《中华医学美学美容杂志》编辑部主任，美国《Plastic and Reconstructive Surgery》和《Aesthetic Plastic Surgery》面部年轻化专题审稿人，卫生部高级职称考试命题专家组成员，《华西都市报》和《知音》杂志美容整形专栏作者。能熟练巧妙地完成全身的各种美容手术，尤其擅长面部五官美容手术和面部年轻化美容整形手术。到目前为止，已为海内外求美者完成美容手术逾万例。主编专著3部，发表论文20余篇，发表散文13篇，获得军队医疗成果二等奖1项，三等奖3项。

前　言

云想衣裳花想容，女人如花。

然而花色易褪，红颜易老，当脂粉和青黛都难以装扮出曾经容光焕发的容颜时，许多热切爱美的女人会想到通过整容手术重拾亮丽。

面部是每个人年龄和衰老的“晴雨表”，衰老程度因年龄和环境等因素而差异很大。通常在30岁开始表现为面部皮肤松弛、粗糙、失去光泽、眉眼下垂、皮下组织变薄，随着年龄增长逐步表现为各部位皮肤松弛下垂，并出现皱纹。尽管衰老是不可抗拒的，然而社会经济的发展，竞争的日趋激烈，事业及家庭的需要，使人的年轻化成为当今社会的普遍要求。

面对无情的衰老，怎样才能够回春有术呢？相比其他减缓老化的方法，外科手术能从根本上解决已出现的皱纹及皮肤下垂问题，是目前面部年轻化最有效的手段。面对铺天盖地、让人无所适从的广告和五花八门的方式，面对松弛老化的痕迹已悄然占据了曾经年轻的面庞，选择怎样的方式才能轻松抚平岁月痕迹？尝试过很多种方式后依然不尽如人意，其症结在于没有根本解决已出现的皱纹及下垂问题。然而传统的手术方式创伤大、恢复时间长，并且术后可能出现的“面具脸”等不自然外观，使大量爱美女性止步于这扇大门之外。这些缺憾困扰着许多求美女性，也促动和鞭策着我——一位专业整形外科医生对完善面部年轻化手术方式进行不懈探索，最终创立形成一套多点小切口或隐蔽切口全面部年轻化手术体系。该体系以其创伤轻、恢复快、术后年轻化程度自然、效果持久等特点和优势深受求美女性欢迎，为广大中青年爱美女性带来了福音。

本书立足于我多年临床经验总结以及在我创办的网络杂志《美丽有约》中与大量求美者的交流沟通，对不同生理时期不同的老化症状以及与其相适应的微创手术方式进行了说明和介绍，对于广大求美者手术前后普遍关注的问题给予了专业、详尽的解答。此外，将部分求美者对自身手术过程及术后恢复期间的体会与感受所做的记录也奉献出来，力求为广大读者朋友提供一本视角新颖、评点准确、内容全面、图文并茂的有关面部年轻化的科普读物，希望能对她（他）们了解面部年轻化微创手术相关知识有所裨益。

感谢那些我手术过和咨询过的无数朋友，是她们让我在这片领域里不断拓展、不断升华、不断精进。在让她们不断美丽的过程中，我的思维不断闪烁出耀眼的火花，在技艺的求索之路上越走越高。

在成书的过程中，文字力求原创，愿用这一行行如泉水般涌动的清新鲜活的文字呈献给广大的求美朋友。

我的同事于波先生和刘玲女士为此书文稿的整理和编辑出版做了许多繁琐的事务，不辞辛劳，在此一并深谢。

杜太超

2009年深冬于北京

目 录

第一章 面部衰老的特征

第二章 解码女人心

第三章　多点小切口面部年轻化手术

第四章　眉毛下垂

第五章　上眼皮松弛下垂

第六章　上睑眼眶凹陷

第八章 鱼尾纹

第九章　鼻泪沟凹陷

第十章　额纹

第十一章 川字纹

第十二章　中下面部松弛

第十三章　鼻唇沟加深

第十四章　大切口额部除皱

第十五章　大切口颞部除皱

第十六章　大切口中下面部除皱

第十七章　下颌袋松弛

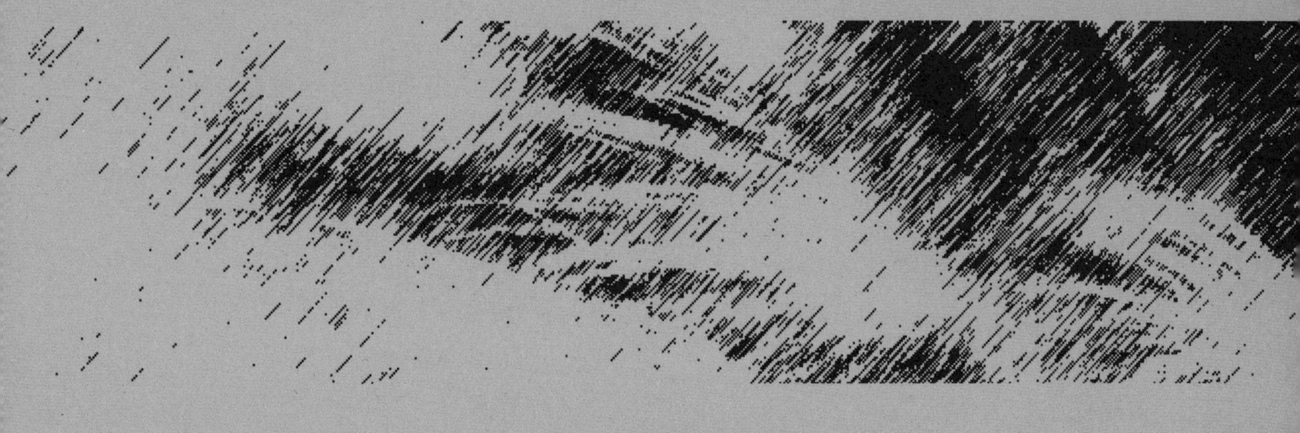

第一章 面部衰老的特征

一、面部除皱术的发展进程

1. **第一代** 皮下分离提升。
2. **第二代** 表浅肌肉筋膜分离提升。
3. **第三代** 骨膜下除皱或复合除皱。
4. **第四代** 分层次剥离提升。
5. **第五代** 多点小切口除皱。

二、面部的审美意义

1. 面部是人体审美的中心。
2. 面部是人进行信息交流的主要部位。
3. 面部是人的情感表达窗口。
4. 面部能折射出一个人的学识、才能、气质及性格。
5. 面部是年龄的记录表。
6. 面部具有鲜明的个性特征。

三、皱纹是如何分类的

1. **体位性皱纹** 出现在鼻唇沟附近的皱纹和颈部皱纹并不是衰老的标志，但会随年龄而加深。

2. **动力性皱纹** 出现在表情的附着部位，如额纹、鱼尾纹、下睑皱纹、眉间川字纹、鼻根横纹和口周垂直纹。肌纤维的走向与动力性皱纹的方向垂直。

3. **重力性皱纹** 多在40岁以后不知不觉地发生，主要是由于皮下组织、肌肉和骨骼萎缩，皮肤松弛，加上重力持续作用。

4. 混合性皱纹 上述两种或两种以上皱纹同时存在。

四、动力性皱纹是怎样产生的

1. 额肌 参与形成额纹的主要肌肉，手术时须广泛切断和局部去除，方可防止额纹的再次复发，术后不会影响睑裂的开大与提眉。

2. 皱眉肌与降眉肌 形成眉间纵、横纹的主要肌肉。

3. 眉间降肌 参与鼻根横纹的形成。

4. 眼轮匝肌 长期反复的肌肉收缩时形成鱼尾纹和下睑外侧放射纹的主要原因，该肌肉的松弛亦参与眼袋的形成。

5. 笑肌与颧肌 松弛和下垂将导致鼻唇沟的加深。

6. 口轮匝肌 环绕口周，是导致老年口周皱纹形成的肌肉。

7. 颈阔肌 是颈部横纹形成的主要肌肉。

五、皱纹与年龄的关系

面部是每个人年龄和衰老的“晴雨表”，人的皮肤在25岁以后就呈逐渐衰老趋势，一般有如下规律：30岁以后，开始出现皮肤松弛，形成上睑皮肤松弛下垂、眼袋和鱼尾纹；40岁以后，眼睑皮肤松弛加重，鼻唇沟明显，眉间和前额开始出现皱纹，并逐渐加重；50岁以后，颌、颏下部皮肤松弛下垂，鼻尖逐渐扁平；60岁以后，颞、颊部皮肤及皮下组织明显变薄，皮肤松弛和皱纹更加明显；70岁以后，颈部及耳后皮肤松弛，出现明显皱纹和颧颊皱纹加深。

1. 面部衰老开始于眼周

(1) 面部五官中眼的活动是最频繁的，长时间的疲劳，加速了眼周的衰老。

(2) 面部的表情最丰富，眼睛是参与表情的主要器官。

(3) 眼周的皮肤细薄而娇嫩。

(4) 某些习惯动作，如大笑、皱眉、眨眼、挤眉均可导致眼周的衰老。

2. 眼周衰老的主要形态特征

(1) 眉下垂。

(2) 川字纹。

(3) 多重睑。

(4) 三角眼。

(5) 鱼尾纹。

3. 眉下垂 眉部皮肤松弛下移及深部组织下滑，形成上睑檐样遮盖或下移，眉眼间距离变窄。

4. 多重睑及三角眼 外侧眼睑松弛和下垂的共同作用形成中老年人特有的三角眼，随着年龄增长，上睑皮肤松弛，以外侧为重，肌肉张力丧失以及连接皮肤与眶隔的纤维发生松懈，出现上眼睑起皱而形成多重睑和细小皱纹，使眼裂变形。

5. 鱼尾纹 眼角外侧方的皱纹是眼轮匝肌与皮肤之间相互作用的结果，起源于外眼角的扇形皱纹，从眼眶开始，呈扇形向外扩张，呈鱼尾状上绕到眉尾。

6. 眼袋

(1) 下睑皮肤、眼轮匝肌和眶隔膜蜕变松弛，眶脂肪移位、脱垂，导致下睑组织不同程度的臃肿、膨隆或下垂。

(2) 从形成原因上有如下几种类型：

①单纯皮肤松弛型；

②眶脂肪突出下垂型；

③眶脂肪增多型；

④单纯眼轮匝肌肥厚型。

7. 鼻周衰老的形态特征 鼻根部、眉间出现皱纹，由于皱眉肌或降眉肌收缩所致。

8. 鼻衰老的形态特征 鼻衰老后在鼻根部出现几道横行的皱纹，鼻背部则表现为皮肤增厚，鼻小柱的软骨因衰老而支撑力减弱，出现鼻尖下垂，鼻唇角的角度减小，而鼻孔则稍大一些。

9. 鼻唇沟加深 鼻唇沟位于两侧鼻翼到口角外侧的斜形沟纹，呈八字形，又称“法令纹”。

六、面部美容手术应遵循的美学原则

1. 协调原则。
2. 对称原则。
3. 有限原则。
4. 微创原则。
5. 隐蔽原则。

七、手术人群要求

拉紧皮肤、恢复下面部，尤其是腮部和下颌缘部的软组织轮廓，将使下面部变宽的、下垂的腮部轮廓恢复到原来比较陡峭的外观，同时去除皱纹，美容效果自然和谐，在手术恢复后及远期内几乎没有手术痕迹，组织肿胀轻，恢复快，住院时间短或不住院，效果维持时间尽可能长。

八、人群分布及特点

30～45岁的女性居多，社会活动频繁，工作压力大，社会层面高，往往有既往美容手术史，美容手术心理成熟，主观上对自己容貌要求明显高于常人，对美容手术恢复早期的承受力较强。手术后不愿意接受容易被人发现的手术痕迹，同时渴望容貌改变后能够得到他人的赞美。

第二章 解码女人心

2

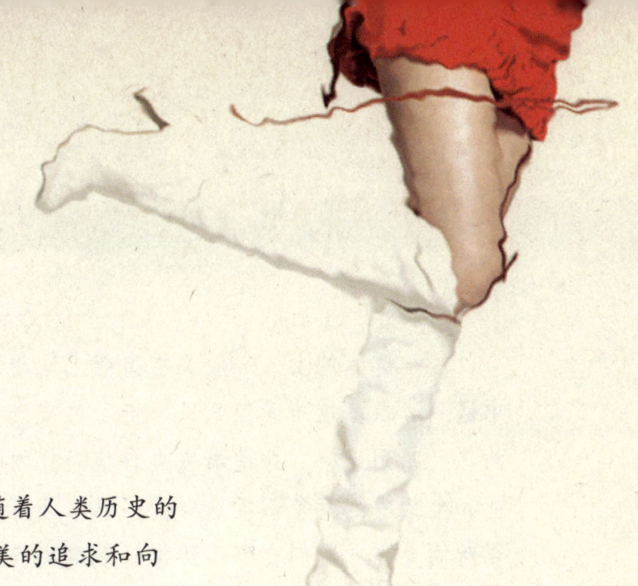

美是人类文明的象征，随着人类历史的发展，社会的进步，人们对美的追求和向往越来越强烈，这就是人们常说的“爱美之心，人皆有之”。爱美是人的天性，追求美是人们孜孜以求的愿望。美容整形的目的就是为了引发他人与自我心中之美感，故美容整形可称谓医学-心理学综合性手术，甚至称为“精神外科”。容貌在审美中占极其重要的地位，中国人的传统审美都浓缩在一张脸上。容貌的老化已经严重影响容貌的美感，且会给心理上带来负面的影响。虽然衰老，但一些人的爱美之心还未泯灭，希望通过各种治疗或手术改善容貌，重现自己的魅力。可以说爱美是人的最基本的精神需要。

求美欲望是人类高层次的心理需要。爱美的本质是人的社会需要，人在社会生活要与人交往，期望被人认可，被人尊重，被人爱慕。尽管美欲本质上是社会需要，但同时与人的生物性也有间接的关系。美欲的生物学基础是“快乐原则”，美感的产生基础是一种感官需要，同为人的感官美的基础，而且人的本能中也有追求美的因素。

美欲既然是一种高层次的心理需要，美的需要也是伴随人的社会需要而存在的。美欲与心理需要有一定的关系。

一、改变自己的容颜，重新找回自信

——面对衰老

这一群体的女人一般都在事业上比较成功，好胜心强，生活或工作中遇到过很多挫折，但都一一挺了过来，唯独每天面对镜子里日见衰老的自己感到无奈，并逐渐丧失自信心。内心充满危机感，面对自己的事业和生活中的竞争，在这样的困惑中经历比较长时间的心理挣扎后，只要时间允许，她们会毫不犹豫地下定决心，去选择她们信任的美容外科医生进行手术。她们对手术的承受力比较强，能够坦然面对手术恢复过程的心理变化和外貌夸张的表现。往往对手术结果的期望值不是很高，对手术结果的些许变化都会满心喜悦，对医生充满感激之情。在手术过程和恢复过程中能够与医生很好地配合。

容貌是人际交往的名片，容貌给人的第一印象决定一个人在社交活动中是否具有吸引力。虽然决定人的吸引力还有人的能力、品格、学识、性格等因素，但人的外貌是最具有吸引力、最直观的因素。

二、在同龄人或同事之间缺乏信心或优势，通过手术缩小差距或超越别人

——与同龄人相媲美

她们往往以很乐观的心态面对自己的工作或生活，很少有不如意的情况在自己身边发生。她们往往是感觉细腻的一族，喜欢观察同伴或同事的表现。有不服输或好胜的心理，喜欢在人群中受到别人或异性的关注。这一群体往往要求完美，本人的基础也比较好，自信心比较强。喜欢寻找自己身上的不足之处，一旦发现就会闷闷不乐，知道通过美容外科手

术后就会产生如释重负的心理，充满阳光地面对自己的一切。她们往往希望找到自己信得过的、有很高知名度的医生为她们手术，对医生的技术和外在形象比较挑剔。

一个人在社会上受尊重的程度或多或少与他的容貌有关。对于面部有缺陷或老态臃肿的人来说，比其他部位的缺陷更难让人接受，他们受尊重的机会比那些貌美的人更少些。

三、感情失落，希望手术改变自己的容貌而重新获得青睐

——只为有情人

她们在个人的情感生活中往往由于配偶或情侣的移情自尊心受到很大的打击，对生活和工作丧失信心，往往会有自己的容貌不如人而迫切希望通过美容外科手术来改变自己的困境。她们的心理期望值很高，毕其功于一役。对手术的结果期望值高于常人，在恢复过程中心态复杂，对每一个细节都心怀不安。常常出现手术结果与心理期望的差距而心态失去理性的控制，容易冲动，喜欢与手术医生理论手术的不满意，但往往又不能具体地表达出不满意之处。经过一段时间的心理调整，一般都能够正确面对自己的新面孔，并以积极的心态投入到工作和生活中去。

爱与被爱是社会人的心理需要，也就是对容貌美的需要。为了获得别人的爱，人们不惜代价地去美化自身。有句俗语说："女为悦己者容。"这也反映出女性爱美的心态，也说明在两性文化历史上，女性处于被欣赏和被爱的地位；而不被人爱、被人所遗弃则是痛苦的。

四、重大挫折后希望改变自己，告别过去

她们在人生经历中遇到了很大的挫折和打击，经过一段时间自我调整后走出困境，理智地面对人生和自己的未来。希望通过美容手术改变自己的状态，让自己在每天的镜子里不再看到那张让自己忧郁和不断回忆过去记忆的面孔，也借此改变自己的心境和命运。她们往往性格比较坚强，能够面对和接受手术，对手术没有恐惧的心理，坦然接受手术过程和恢复过程的各种变化。往往很容易满足手术后的结果。

五、工作失意，通过手术后去寻找新的工作机会或心境

她们往往文化程度比较低，受到社会变革的冲击比较大，经历过下岗或多次的工作变动，对未来充满阴影。希望通过手术能够改变自己的生活状态，有一个崭新的面貌去得到新的工作机会或更好的工作。她们往往对手术的结果期望值很高，对医生的要求很严格，对手术过程忧心忡忡，对手术结果不满意后容易与医生和接受手术的医院发生纠纷。

六、迎接挑战，增加自身的外貌优势

她们多是年轻的一族，对未来充满向往，喜欢挑战，喜欢尝试，喜欢跟潮流。凡是自己觉得不完美的地方或身边的人觉得不满意之处，都会在条件具备的情况下去接受手术的改变。她们往往对医生的选择不很挑剔。容易在夸张的言语之下轻易下手术决定，缺乏对医院和医生的判断力。这一群体是手术失败发生率最多的群体，经常发生在她们第一次手术的时候。

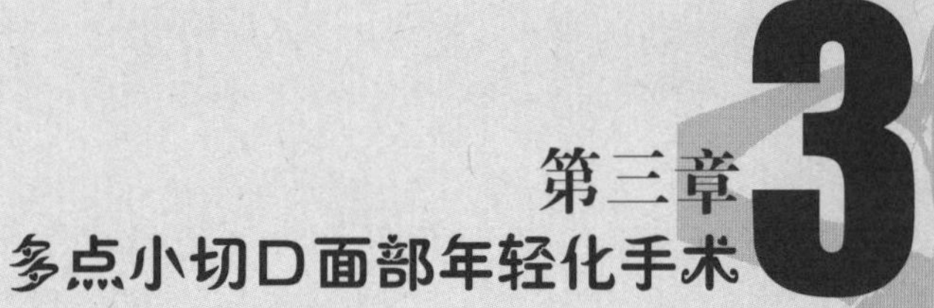

第三章 多点小切口面部年轻化手术

一、简介

特别针对30～45岁女性的生理和心理及社会活动的客观需求，出现面部皮肤松弛和皱纹后，要求手术的年龄越来越小了。但在要求手术除去皱纹和提紧皮肤的同时，如何能达到几乎没有手术痕迹？紧密结合临床和求美者的客观心理和实际需求，对这种方法的优缺点进行分析和长期临床的总结后，创立了一套多点小切口或隐蔽切口全面拉皮除皱的手术体系，仅需3～5个小/中切口，在面部不同部位进行手术操作，可以解决额部、颞部皮肤松弛和皱纹（包括鱼尾纹），同时也能够解决中下面部松弛和鼻唇沟加深的问题。术中对松弛的深部组织和皮肤进行分层次的分离和提紧，并对引起皱纹的肌肉进行有效地干预，无需切除多余的皮肤，效果显著持久。年轻化程度自然，手术层面非常安全，创伤轻，并发症少，恢复快，10天就可以回到正常的工作和生活状态。这种手术方法和效果以及手术痕迹不显的特点很受30～45岁女性的青睐。

二、适应证选择

1. 30～45岁为常见要求手术顾客。
2. 以动力性皱纹、组织松垂、皮肤松弛为主要改变对象。
3. 要求合理，求美心态健康。
4. 面部皮肤弹性尚可，中度以下松弛，皱纹细小。

三、与传统大切口除皱手术相比较的优点

1. 切口小，恢复快，手术后远期以及恢复期里看不到手术刀口的痕迹。

2. 不用去皮或去皮量很少，不用去头发，手术后没有切口瘢痕和脱发的情况出现。

3. 根据每个人的情况和需要不同，可以根据手术范围和方案的组合进行手术。

4. 没有耳前的切口痕迹。

5. 进行深层和浅层的组织提升和缩紧，在很大程度上解决了面部的组织松弛和下垂。

6. 在很大程度上改变中下面的软组织轮廓，改善中下面部轮廓曲线。两侧腮部上提明显，下巴变尖。

7. 通过手术中的巧妙操作，有可靠的手术介入力量对抗组织重量引起的下滑，手术效果维持时间长。

8. 通过本人长期的临床积累并不断优化手术方案，方法新颖独特，力图在得到预期效果的前提下，手术简单化操作，组织创伤很小，手术过程很安全、流畅。

四、有哪些多点小切口面部年轻化手术

1. 额部皱纹除去及额部皮肤提升。

2. 川字纹去除术。

3. 上睑经眉毛下缘或经眼睑皮肤松弛除皱术。

4. 鱼尾纹去除术。

5. 眼袋整形术。

6. 经眼袋切口鼻唇沟提升。

7. 经颞部切口鼻唇沟提升。

8. 中下面部软组织提升并轮廓塑形。

9. 下面部和颈部皮肤提升。

10. 下颌袋吸脂术。

11. 鼻泪沟填充。

12. 上睑凹陷填充术。

13. 眉毛下垂矫正术。

第四章 4
眉 毛 下 垂

一、一目了然

1. 开始出现的年龄

眉毛下垂一般在40岁以后就开始出现，随着衰老的进展，程度越来越重，一般在60岁以后就可以见到比较明显的眉梢低于眉头的情况，或眉毛向外上扬起的角度变小，趋于平缓或呈水平眉。

2. 表现形式

早期主要表现为眉毛整体下移，眉眼距离缩小，眉毛向外上扬起的角度逐渐减小，最后眉梢下垂，低于眉头和眉体，严重者双侧眉毛呈“八”字形。出现眉毛下垂，给人以沮丧和忧郁的感觉，仿佛心事重重。

二、美丽有方

1. 如何矫正

一般通过提眉或切眉的方法进行改善眉的形状和位置。

2. 可选择的手术方式

有提眉和切眉两种方式。

提眉主要是通过在眉梢上缘做切口，对下垂和影响眉形明显的部位进行提升和固定，适合于眉形本身比较好看、眉梢下垂明显的人。但手术后切口的痕迹外露比较明显，痕迹反应也较重。

切眉主要针对眉形本身存在缺陷，眉梢下垂的人，可通过手术切除部分眉体、眉梢，修饰出比较好看的眉形。由于眉形宽度变窄，可通过文眉的方法进行补救，多可得到很好的、新的眉形。

3. 改善后的变化

眉梢上提，眉形上扬。

4. 手术时间

1小时左右。

5. 麻醉方式

常采用局麻方式。

6. 哪些人不宜接受手术

患有糖尿病、高血压、心脏病者不能接受手术。长期服用阿司匹林等水杨酸药物至少停药15天后方可接受手术。

7. 手术后的护理

保持手术部位清洁干燥，拆线前需要换药1～2次。

图4-1 提眉手术前，眉毛下垂

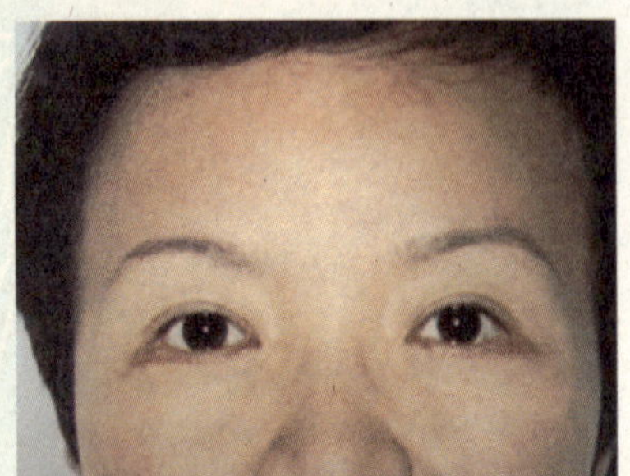

图4-2 提眉手术后，眉毛上扬，恢复到年轻时的眉毛状态

8. 手术后反应

手术局部肿胀，程度不是很重，水肿吸收很快，少见有眼皮的水肿和瘀血、青紫。

9. 拆线时间

5天拆线，愈合慢的人可以6～7天拆线。

10. 瘢痕恢复时间

提眉时眉毛上缘做切口的痕迹恢复比较缓慢，眉下切口的痕迹因为有眉毛的掩盖，早期痕迹就很不明显，一般在2个月以后就逐渐消失或变浅。

11. 形态完全恢复时间

3个月形态就完全恢复和稳定。

12. 可能出现的不良情况

皮下瘀血、青紫、眉毛脱落等情况比较少见。

13. 维持时间

一般维持4～6年左右。

14. 可否再次手术

如再次出现如上的情况，在身体健康许可的情况下可以再次手术。

三、心情故事

美丽源于自信，自信源于美丽

——我的心情故事

曾几何时，我都是很为自己感到骄傲的，虽然谈不上闭月羞花的容貌，但是神采的双眼和青春的气质，一直让我在众人面前是自信的。每每听到有些人在谈论美容整形等话题时，我总是付之一笑，觉得那些是跟我毫不相干的。可是，时光真是“公平”的，它在赋予我人生经验与社会阅历的同时，也在我的脸上留下了无情的痕迹，再加上连续长时间在电脑前的工作和缺少运动、缺乏正常作息的生活，让我一下子觉得自己老了许多。闲暇时对着镜子里的自己，我总是不敢相信：这还是我吗？我怎么会变成这个样子呢？我似乎一下子产生了失落感，于是开始在美容院和化妆品柜台前流连。当我看到网上推销什么眼部精华素，有什么样的神奇功效，买！听说又推出什么新的去皱产品，买！可是一年过去了，两年过去了，钱是花了不少，照照镜子，似乎皱纹还在那里纹丝不动呢，而且上眼睑下垂得也更厉害了。一向自信的我，由于自己明显的面部变化，内心也开始变得不自信了，过去一直担当活动主持、婚礼主持，在众人面前风光无限，现在则心甘情愿地退居二线，做起策划与服务性的工作了，想想：毕竟是快40岁的人了，要不然，就这样算了……

2007年的9月初，偶然发现公司里一个大姐忽然失踪了好几天，再看到她时她戴着宽大的眼镜，我才恍然大悟——她去做整形了！要知道她已经是58岁了呀！大姐的行为着实震动了我，我开始想：我是否也……

偶然的机会认识了杜医生，和大家一样，我接受了杜医生的询问与建议，在安排好自己的工作之后，12月24日那天接受了杜医生的手术。在手术前杜医生还开着玩笑说：让我再看你一眼！这句调侃的话让手术室里众多的观摩实习大夫都笑了，我也笑了，我知道他怕我紧张，在安慰我。其实，让这样有经验又负责任的医生做手术，我怎么会紧张呢？时间过得很快，上眼部的切眉和下眼部的去除眼袋不到一个半小时就做完了。由于麻药的作用，明知道他在自己的脸上动刀动剪，可是真的一点也不痛，离开医院前，戴上事先准备好的帽子和太阳镜，遮上缝针处的纱布，感觉自己还挺酷的。

后来几天中每一天的变化，我都用相机给自己定格，既是观察，也是留念，和所有做过同样手术的朋友一样，在一周时间内，脸上经历了多彩的过程。到2008年的1月2日我正式上班的时候，很多人竟然都没有发现我做了整形手术，只是说感觉我的眼睛比以前漂亮了，人更有精神了，呵呵，这不正是我要达到的目的吗？

很多人都希望自己在2008年有大的起色，大的改变，我也如此，而且我相信一定会如愿，心动不如行动，我在采取了美丽行动之后，更有自信迎接新的改变了。

5

第五章
上眼皮松弛下垂

一、一目了然

1. 开始出现的年龄

女性一般在30岁以后即开始出现上眼皮松弛下垂的趋势；在40岁以后随着老化进展有加快的趋势；在45岁时随着更年期的来临眼皮的松弛会加快，还会伴有间歇性的上眼皮水肿。严重者可出现眼皮下垂遮盖眼睛视野的情况。

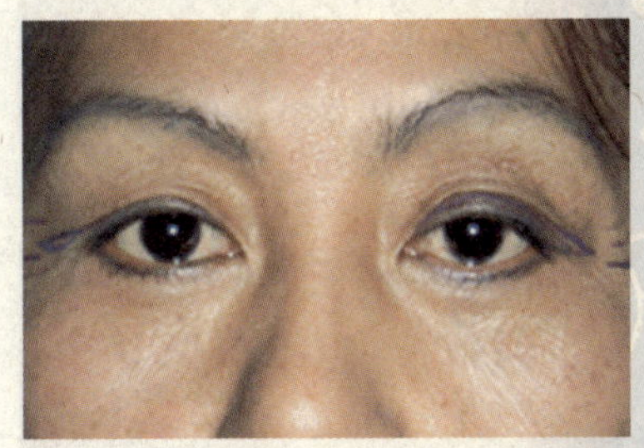

图5-1 上眼皮松弛手术前

2. 表现形式

眼皮皮肤弹性下降，张力降低，皮肤失去原来的光泽，原有的双眼皮形态不规则，往往是外眼角处的双眼皮变窄，逐渐演变为双眼皮被松弛下垂的上眼皮遮盖，严重者眼睛外侧部分被下垂的眼皮遮盖。

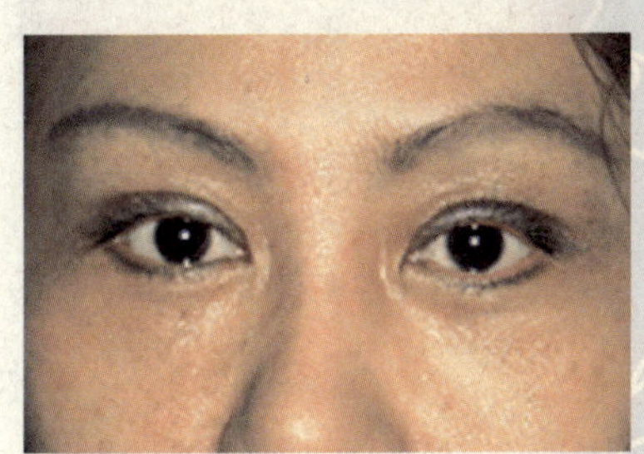

图5-2 上眼皮松弛手术后1个月

3. 对面容和神态的影响

眼神无采，给人以没有精神的感觉，在人际交往中给人第一印象会有衰老的感觉。

4. 对心理的影响

会削弱人的自信心，感觉自己衰老的降临，喜欢照镜子每天观察眼睛的变化和其他五官的变化。

二、美丽有方

1. 如何矫正

目前常用的方法主要有通过眉毛下切口去除一块适当大小的松弛下垂的皮肤或通过做双眼皮的方法去除一条皮肤而恢复紧凑的上眼皮外观，让眼睛看起来更有神采。

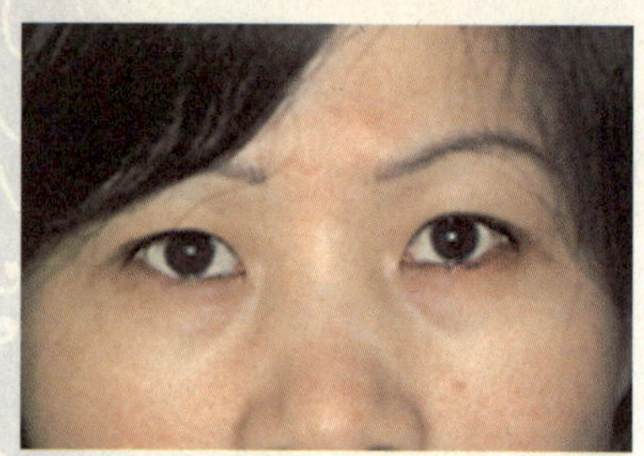

图5-3 上眼皮松弛手术前

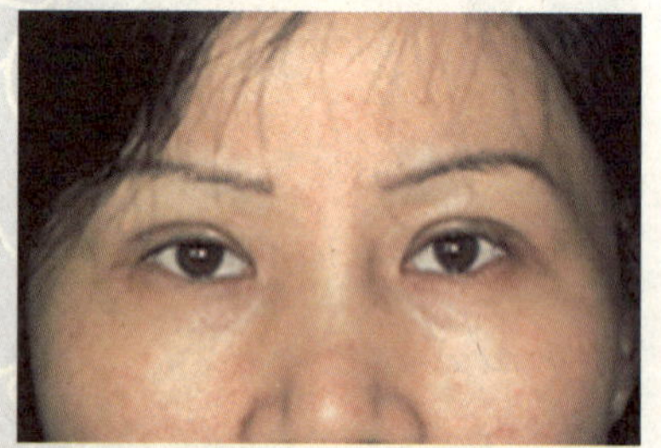

图5-4 上眼皮松弛手术后2个月

2. 可采用的手术选择

眉毛边缘做切口去除一块皮肤矫正上眼皮松弛的方法优点是手术创伤小，恢复快，手术后的切口几乎没有痕迹，对于轻度和中度的上眼皮松弛的中年女性，尤其是年轻时原来就有双眼皮的人通过这样的手术可以很好地恢复上眼皮的形态，外形很自然，恢复很快。通过做双眼皮的方法矫正上眼皮松弛可以针对性很强地精确解决上眼皮松弛的程度，同时可以做出形状比较自然的双眼皮。但对于中老年女性在手术后双眼皮形态的恢复比较慢，往往需要3～6个月，甚至个别人可能在一年以后才可以完全恢复到比较自然的状态。

3. 改善后的变化

上眼皮堆积的情况完全或很大程度改善，眼神完全展示出来，恢复或部分恢复原来的上眼皮形态，或重新形成一个双眼皮，人的精神面貌会因为一个小的手术而发生很大的变化。

4. 手术时间

手术时间一般在30分钟到1个小时内。

5. 麻醉方式

局部麻醉。

6. 哪些人不宜接受手术

高血压、糖尿病、青光眼病人不能实施手术。长期服用阿司匹林等水杨酸药物至少停药15天后方可接受手术。

7. 手术后的护理

保持手术切口部位清洁干燥，常规换药后可用消毒剂擦伤口，每天一次即可。口服消炎药3天即可。

8. 手术后反应

手术后局部肿胀不是很严重，肿胀范围局限在眼皮和眉毛之间，瘀血和青紫发生的几率不高，部分凝血功能较差的人瘀血和青紫的情况比较容易出现，往往程度也比较重。第3天开始消肿，拆线后基本就可以从事正常的社会活动，15天就基本消肿，手术后第3天可以进行热敷加速水肿的消退和吸收。

9. 拆线时间

眉毛下切口5天拆线，双眼皮成形矫正术7天拆线。

10. 瘢痕恢复时间

手术后瘢痕恢复需要2～3个月，眉毛下切口恢复在一个月后基本就变得很淡，双眼皮成形切口痕迹消退或变浅需要3个月左右。

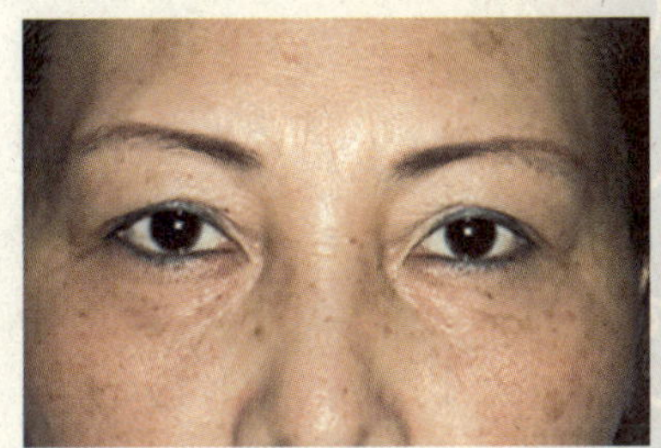

图5-5 上眼皮松弛手术前

11. 形态完全恢复时间

双眼皮成形恢复跟年龄和个人体质有关，一般在3～4个月完全恢复形态，看起来很自然，个别人可能恢复时间更长。

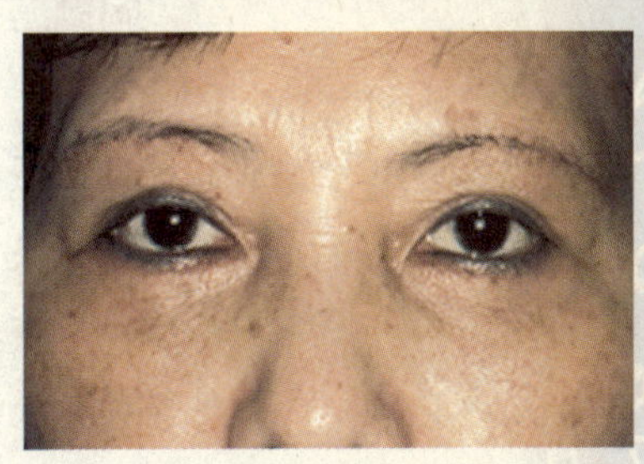

图5-6 上眼皮松弛手术后3个月

12. 可能出现的不良情况

球结膜水肿、睁眼无力、眼皮瘀血、青紫，这样的情况一般随着恢复的时间延长会逐渐消失，不必太紧张。双眼皮形态矫正不完全、上眼皮形态不理想等情况可能会随着恢复而变得不太明显或不理想的程度减低。

13. 维持时间

可维持5～8年，具体情况因人而异。

14. 可否再次手术

随着年纪的增加，老化的程度不断加重，眼皮再度松弛下垂后可以再次手术矫正。

三、相关问题解答

问题一：眼袋手术有后遗症吗？

我的上眼皮有点松，还有眼袋比较严重，我想先手术去掉眼袋，但是又担心会有后遗症，还怕万一手术不成功，会比原来的情形更糟。我想听听你的建议。

答复：

我能理解你的心情，不过你不必为此太担心，这样的手术我们已经做得相当多，很娴熟、很安全了，这是我们长期经验的积累和不断总结提高的结果。当然，你如果在外地手术，也应选择值得你信任的医生，这是手术成功的关键。手术不大，但是要做得很成功，需要医生的技艺和良好的审美。

问题二：我的眼皮很松弛，眼角耷的也很明显，有什么方法可以拉紧吗？

我的眼型是有点垂眼角的那种，双眼皮，因为年龄关系（33岁），看起来耷眼角更明显了。我在一些美容机构咨询过，建议我切眉，但是我怕术后瘢痕明显。我想听听您的看法，顺便告诉我什么时间能够预约您亲自手术？另外4年前我肚脐上长过纤维瘤，术后留有很难看的瘢痕，您能否给做肚脐整形？这两个手术可以同时做吗？

答复：

你的眼角耷拉的问题可以通过重新做双眼皮，同时去掉一块皮肤来解决皮肤松弛。也可以用切眉的方法解决这个问题，但这种方法是在你眼角皮肤的松弛程度比较轻的情况下才合适的，否则效果不会很好的。手术痕迹一般都不会很明显。如果你决定了手术日期，请你提前2天与我联系，我会给你安排手术时间。两个手术可以一起做。但是，你的脐部瘢痕是否需要手术以及手术效果如何，只有在我看了以后才能确定。

问题三：我的上眼皮很松，眼袋也很大，这两个手术可以一起做吗？

我的上眼睑有些松弛，另外我的眼袋在美容院做过内吸，但是去的脂肪有些多，皮肤有些松，看着显老，我想通过手术改善。我还想做微创除皱，改善面部皮肤老化的问题。这些手术是否可以同时做？恢复时间要多久？您是值得信赖的好医生，决定手术后我一定会去麻烦您。

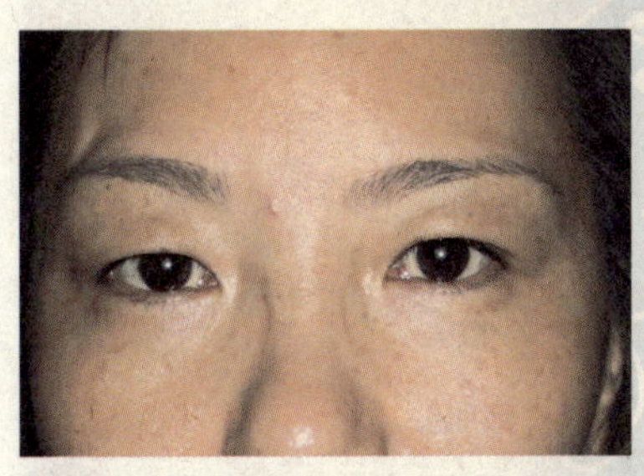

图5-7 上眼皮松弛手术前

答复：

可以通过小切口除皱的方式解决你的面部老化的问题，同时一起做眼袋手术。除皱手术对上睑松弛的情况会有一定程度的改善，但不能彻底解决松弛问题，需要在除皱手术恢复后再根据情况决定手术时机。手术时间大概2小时，恢复期需要3个月。

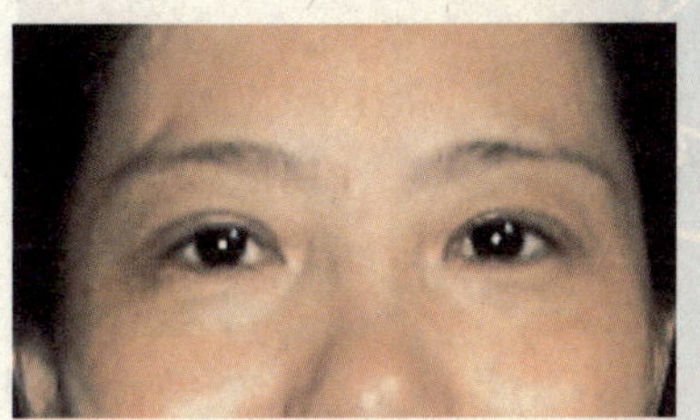

图5-8 上眼皮松弛手术后4个月

问题四：上眼皮松弛可以从眉毛隐蔽的地方来调整吗？

我想通过切眉解决上眼皮松弛和轻微下垂，是否可以？切口大概多长？恢复期多长？是不是比做眼袋手术恢复得快些？

答复：

可以通过切眉的方式来解决你的问题，对眉毛没有任何影响，恢复很快，痕迹在2个月左右就几乎看不出来了，眼皮的形态很快就显示出来了，当然比眼袋手术恢复得快。

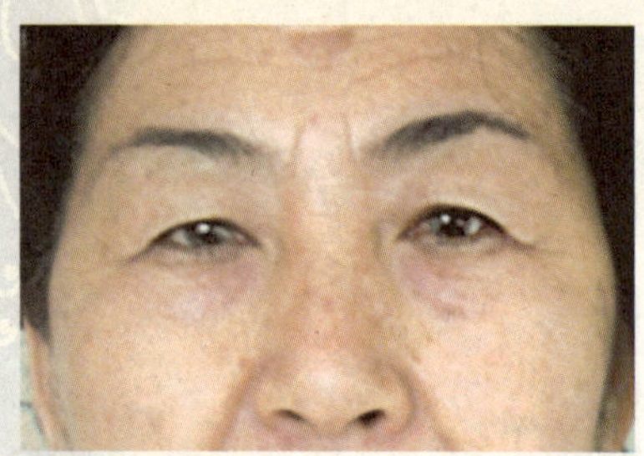

图5-9 上眼皮松弛手术前

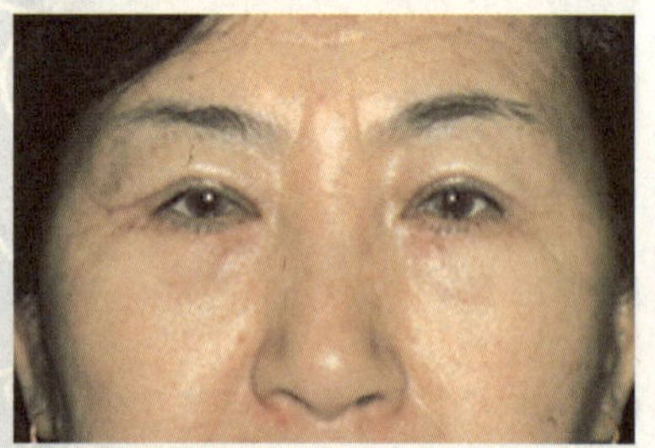

图5-10 上眼皮松弛手术后6个月

问题五：我的眼皮很松，这几年还变成三眼皮了，能做手术吗?

一直以来，可能是我的眼睛皮肤比较松的缘故，看上去总是很没精神，同事总说我睡不醒的样子，有时候还好像是三层眼皮，所以我下定决心想到贵院做一个双眼皮的手术。我想请问杜大夫，像我这种情况适用什么手术方法效果最好?手术的恢复期大概是多长时间?因为我只有一周的假期，不知是否可以完全恢复?急切盼望您的回复，谢谢。

答复：

不知道你的年纪有多大，如果比较年轻的话，可以做双眼皮的成形手术，如果在45岁以上，可以考虑在眉毛下做切口，除去一部分松弛的上眼皮的皮肤，让原来的双眼皮重新显示出来。前者的考虑主要是可以形成比较明显而好看的双眼皮，年轻人恢复的比较快，上了年纪的人就不这样做了。手术后7天恢复的基本可以见人了。当然不能完全恢复，需要2～3个月的时间。

问题六：切眉手术和眼皮去皱手术有什么区别?

请问您擅长做上眼皮提升术吗?这与切眉术的区别大吗?手术有危险吗?年轻些的人能做吗?只是双眼皮不明显了，自己照镜子如果提起上眼皮就会好很多，适合这手术吗?

答复：

通常说的切眉手术其实在很大程度上是指在眉下做切口，对松弛的上眼皮的皮肤进行处理，让不太明显的双眼皮重新显示出来。适合于任何年龄段的人，只要是上眼皮松弛了都可以的，恢复很快，3个月后几乎没有手术痕迹。手术后肿胀也不明显。这个手术几乎每天都有的，应该是比较擅长了吧。

问题七：眼皮松弛和眼周皱纹去除的手术方法是怎样的？

随着年龄的增长，我的眼周出现松弛，上下眼皮都有皱纹，如何改变？我了解一些情况，如果做上眼皮手术，切口在哪？做下眼皮手术，切口在哪？会有手术痕迹吗？还有手术后上下眼睫毛会消失吗？

答复：

上眼皮手术的切口有两种情况，如果从眉下切口，主要是解决上眼皮松弛的问题，这样的手术恢复很快，切口痕迹在眉毛边缘，因为有眉毛的阴影，痕迹很快就看不出来了，主要适合上眼皮比较松，对重睑形态要求不高的情况。另外就是做去皮双眼皮，痕迹的部位在重睑形成的部位。眼袋手术的切口就在睫毛下1毫米，一般痕迹在2个月左右就基本看不出来了。睫毛都不会有任何影响。

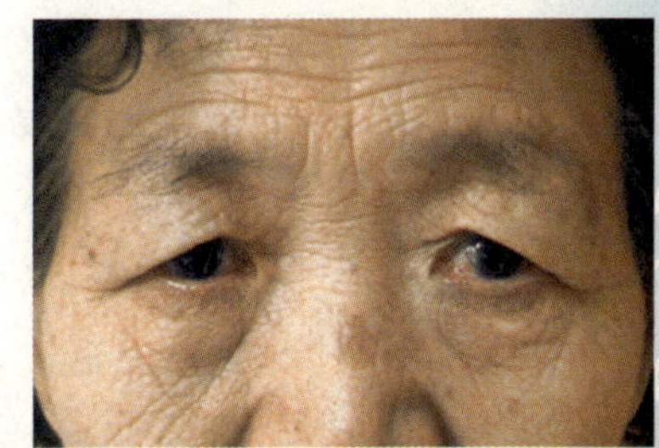

图5-11 上眼皮松弛手术前

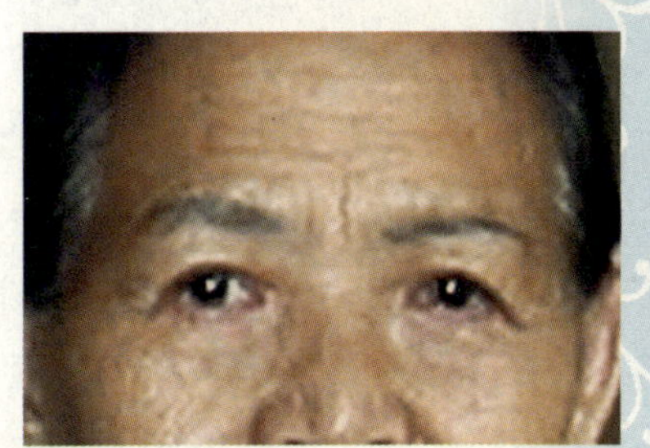

图5-12 眼皮松弛手术后12个月

问题八：我有很重的眼角纹，一笑起来特别显老，有什么办法解决？

从朋友那听说了你的网站，真是好。我眼角细纹较多，呈放射状的，有几道较深了，鼻子上一笑也有。我孩子都说妈妈怎么老了呢。请问，我这些皱纹能去掉吗？要是年轻十岁八岁的多好！呵呵，让你见笑了。

答复：

你的情况在我看来是很好解决的，对眼角产生鱼尾纹的肌肉进行很好地处理，完全可以解决好皱纹问题的。至于能够年轻多少，要看你现在的情况有多么严重了，根据我对你的言语判断，可能不是很严重的问题。即使这样，通过手术年轻五六岁是没有问题的。关键是需要你的决心和勇气去迎接年轻的到来！

四、心情故事

求美历程

爱美之心，人皆有之，不论年龄大小。

我，是一个年已半百的中年知识女性。因为职业关系，对美的爱好和追求一生都在向往；因为事业关系，对技术要求精益求精，尤其注重细节。

我曾经不远千里专门去京请杜医生做过一次隆鼻手术。水肿才3天就消退，10天后出差外地，居然没人看出我是隆过鼻的。那次隆鼻经历，整个过程没有不适，恢复很快，鼻型自然和谐，使我对杜医生的技术十分钦佩。他追求自然和谐的隆鼻形状适合亚洲人。不像有的美容医生，单纯追求欧美型的高大鼻子，和亚洲人的脸型和整体气质不相吻合，使人产生一副凶相，极不和谐。千人千面，适合自己的鼻型才是最好的。

最近，我又不远千里，再次拜访杜医生。因为岁月的流逝，我的上眼皮下垂厉害，睫毛内倒摩擦角膜，感觉不适。眼袋也十分突出，使人苍老不堪。可是，我还能工作，我不愿意就这样苍老下去，还想留住中年时期。我找到了杜医生，他建议我不要做重睑手术，那样眼皮会肿胀3个月，而且恢复时间更长，我接受了他的建议，做了切眉、提眉手术，再加上去眼袋，上下眼都动刀了。多亏杜医生技术娴熟，全部手术过程只花了1.5小时。一般而言，手术时间越短，创伤越小，恢复就越快。

遵医嘱，术后当天晚上用冰袋敷眼部（此举很关键），这样可以使日后的水肿轻一些。术后两三天肿胀最为厉害，这时需要多点时间安静地躺在床上，好好休息，可以在房间里正常走动，进食富含蛋白质的清淡食物。大约5天就可以拆线，这时脸上有含铁血黄素沉着(3天后可以热敷)，需要加强热敷。塑料袋包裹毛巾放在微波炉中半分钟或一分钟，温度大约50度，每天热敷3次，每次热敷半小时，肿胀和含铁血黄素明显消退。大约1周，虽然脸上还有少量的含铁血黄素沉着，但是可以出门见人了。如果不细看，已经看不出手术过的明显痕迹。杜医生说，10天水肿就全部消退了，我是9天就基本恢复正常。

通过我两次求美经过，我有一些体会，愿意与和我一样有求美愿望的女士们分享。一是，充分做好物质和精神准备。物质准备是有足够的资金；精神准备则是双重的，要有良好的心理素质和平和的心态，不能有过高的期望值。因为一些求美手术只是在一段时间里改变衰老的状态，好像衣服肥大了，要改小一样，不可能让人回到年轻时代。个人心理状态越好，术后恢复和效果也就越好。这就是杜医生常说的，心诚则灵。二是，要找一个你信任的、技术娴熟的、有高度责任心的美容外科医生。此点最重要。美容手术是给人锦上添花，只能成功不能失败，这样的手术本身对医生的要求就很高，如果随意去找一个医生做手术，失败了，不仅悔恨莫及，再回到原来的状态也几乎是不可能。因为容颜的细微改变，可以改变一个人的容貌和气质。三是，要有足够的勇气和胆量。动刀的手术是有短时痛苦的，虽然手术中没有痛苦，几乎不感觉疼痛，术后的恢复还是有难言的苦痛，比如肿胀、面部会走形，自己和亲人都难以接受，需要有良好心态，想想恢复后的美丽年轻，一切痛苦就消失了。疼痛只是一种感觉，感觉痛就通，感觉不痛就会不通的。在整个恢复过程中，我从未感觉疼痛，只是略有不适感而已。美是要付出代价的。

第六章 6
上睑眼眶凹陷

一、一目了然

1. 开始出现的年龄

年轻时无上睑臃肿者在35岁以后出现上眼睑凹陷的可能性比较大，上睑越是菲薄，日后越容易发生上睑凹陷。

2. 表现形式

一般伴有上睑皮肤松弛，眼眶凹陷，眉弓凸显。

3. 对面容和神态的影响

给人衰老，疲倦的感觉，眼神呈倦怠状以及类似脱水貌的面容。

二、美丽有方

1. 如何矫正

进行脂肪注射或邻近脂肪组织移位填充，矫正凹陷。

2. 可采用的手术选择

有3种常用的方法可以根据情况进行选择使用。

最常使用的是颗粒脂肪注射，将身体其他部位的脂肪通过抽吸后清洗加工，对眼眶凹陷部位进行填充。但准确性比较差，脂肪容易吸收，有的部位还可能过度生长而需要再次手术进行修整，而有部位可能出现凹陷矫正不足或无脂肪移植成活生长而需要再次进行颗粒脂肪注射。

其次，如有和眼袋手术同时进行者，可以将眼袋去除的脂肪剪成小块后进行注射充填，眼袋脂肪因与上睑眶脂肪特性接近，注射移植后很容易成活生长。

再有就是采用眉毛下脂肪垫移位填充眼眶凹陷，这样的脂肪移位针对性强，手术后效果稳定，常与切眉同时进行。

3. 改善后的变化

凹陷的程度变缓或凹陷完全消失，恢复青春的活力和朝气，眼神饱满。

4. 手术时间

脂肪注射填充的方法手术时间一般需要1.5小时，眉毛下脂肪垫移位填充凹陷需要1个小时左右，手术要求比较高，但效果很确切。

5. 麻醉方式

局麻。

6. 哪些人不宜接受手术

糖尿病、高血压、心脏病等患者不能接受手术。长期服用阿司匹林等水杨酸药物的患者至少停药15天后方可接受手术。

7. 手术后的护理

脂肪注射后前3天比较水肿，不需要特殊护理，在手术后1个月内不要经常用力挤揉眼眶，5天后可以进行注射局部的热敷。眉毛下脂肪垫移位填充手术后要保持眉毛边缘的切口清洁干燥，3天换药一次即可。

8. 手术后反应

眼眶局部比较水肿，第3天后即开始消肿，脂肪组织水肿的吸收比较缓慢，一般需要30天水肿才大部分吸收。眉下脂肪垫移位填充手术的痕迹在2个月后基本就不明显了。

9. 拆线时间

脂肪注射填充无需拆线，眉下脂肪垫的移位填充凹陷的切口5天拆线。

10. 瘢痕恢复时间

瘢痕完全消失需要2个月左右。早期可以通过眉毛的修饰掩盖，痕迹不显。

11. 形态完全恢复时间

一般在一个月后即可以见到凹陷的矫正，由于组织的水肿逐渐吸收，凹陷改善的程度会真实地显现出来，3个月后情况就基本稳定了。

12. 可能出现的不良情况

眼睑瘀血、青紫，有个别人会出现球结膜充血，出现这种情况后可以在手术后第4天采用局部热敷的方法加快瘀血的吸收好转，在7～10天一般均会明显消失。

13. 维持时间

一旦情况稳定后，凹陷矫正的维持时间一般在5年以上。

14. 可否再次手术

如随着年龄的增加，凹陷情况可能会再次出现，在身体情况许可的条件下可以进行再次手术进行矫正。

7 第七章 眼袋

一、一目了然

1. 开始出现的年龄

一般分遗传性和后天继发性两种。遗传性眼袋在年纪比较小的时候就出现，通常以眼袋外凸为主要表现，皮肤紧凑而富有弹性。后天继发性眼袋多在30岁以后出现并随年纪增加而逐渐加重，通常伴有眼袋区域的皮肤松弛和局部细小皱纹。

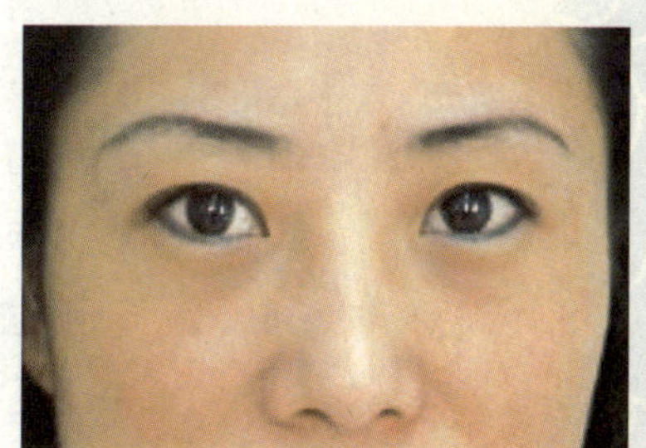

图7-1 眼袋手术前

2. 表现形式

遗传性眼袋主要表现为眼袋区域突起，皮肤紧凑，弹性良好，没有皱纹。后天继发性眼袋主要表现为皮肤松弛，眼袋区域不平整，皮肤细小皱纹或很深的皱纹，眼袋与鼻梁之间有比较明显的沟槽。

3. 对面容和神态的影响

眼袋的出现在一定程度上显示出倦怠的面容，目光无神，局部的老化将人的面容提前推到衰老的边缘，与人交往时有逃避对方目光的潜在趋势，给人不自信的感觉。

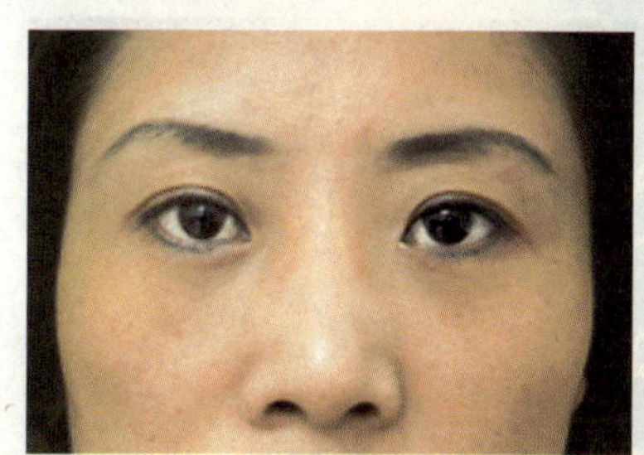

图7-2 眼袋手术后2年

4. 对心理的影响

喜欢照镜子，寻找自身不足的心理被眼袋的存在而放大，缺乏自信，人际交往中逃避别人的目光。

二、美丽有方

1. 如何矫正

去掉引起眼袋区域突出的脂肪团块，将松弛多余的皮肤去掉，减轻眼袋区域的皮肤皱纹，恢复局部的外观。

2. 可采用的手术选择

通过结膜内入路（所谓“不开刀”手术）手术和外切口眼袋手术进行有效的矫正。

3. 改善后的变化

眼袋区域平整，皮肤松弛减轻或消失，皱纹减轻，眼神的活力再现。

4. 手术时间

经结膜内入路手术通常需要20～30分钟，经皮肤外切口手术需要40分钟左右。

5. 麻醉方式

局部麻醉。

6. 哪些人不宜接受手术

高血压、青光眼、糖尿病等病人不能接受手术，长期服用阿司匹林等水杨酸类药物的人手术前要停药至少15天。

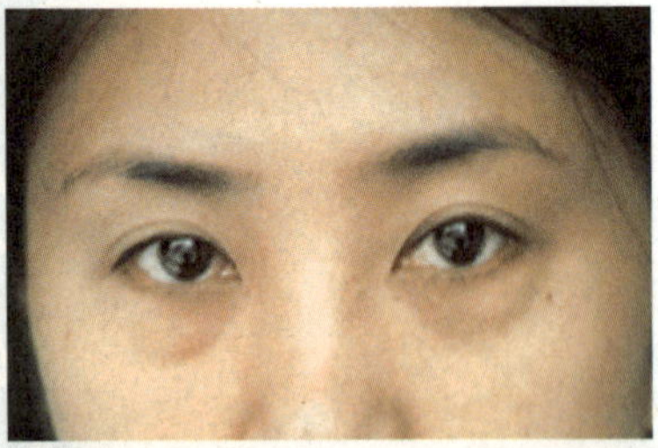

图7-3 眼袋手术前

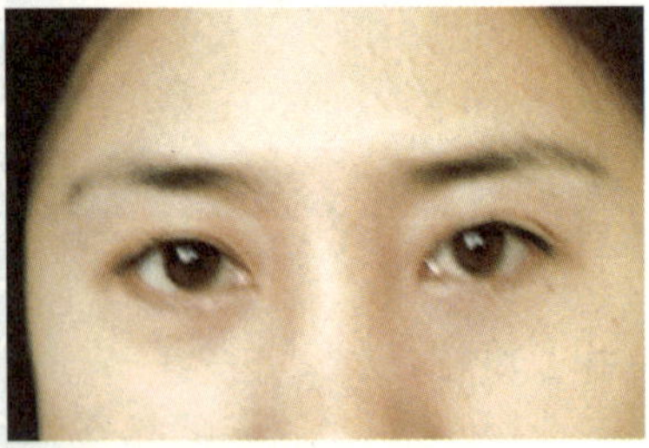

图7-4 外路眼袋手术后8年

7. 手术后的护理

手术后保持伤口清洁干燥，第2天后即可将伤口暴露，可用消毒药棉每天搽伤口。眼睛干痒时可用红霉素或氯霉素眼药水滴眼。第4天后可用热毛巾热敷促进水肿消散。

8. 手术后反应

术后眼袋区域肿胀比较明显，部分人会出现皮下瘀血或青紫，少部分人还会出现球结膜充血或水肿，第4天后局部肿胀开始吸收，在手术后10天左右局部肿胀不明显。

9. 拆线时间

手术后5天拆线。

10. 瘢痕恢复时间

拆线后刀口痕迹比较明显，3～4天后痕迹会逐渐淡化，在手术后15天左右刀口会逐渐明显，呈浅红色细线状，在

2个月后逐渐淡化至完全消失或留很浅的痕迹。

11. 形态完全恢复时间

一般需要三四个月眼袋改善的形态完全成形，瘢痕完全消失或很浅淡。

12. 可能出现的不良情况

一般可能出现球结膜充血、水肿、早期睑球分离（下眼皮和眼球不能贴合在一起，眼泪容易流出，眼球怕风吹）、皮下瘀血、青紫等。

13. 维持时间

每个人的衰老进度不同，眼袋手术后维持的时间会因人而异，一般维持5年以上。

14. 可否再次手术

若眼袋再次出现，如果身体健康情况允许可以再次手术。

三、相关问题解答

问题一：眼袋手术后眼台怎么没有了？

我在2007年4月做眼袋外切手术时皮肤和肌肉去多了，现在眼台看起来没有了，很丑（就是下眼睑睫毛下缘那个俗话所说的“卧蚕”，笑起来看更明显，让人看起来很妩媚），至今眼睛没大好转。我想，是否因我的手术年头多了，皮松了呢？能通过修复眼台加厚一些吗？能一次到位吗？我这个想法对吗？眼台需修几次？要多少钱？

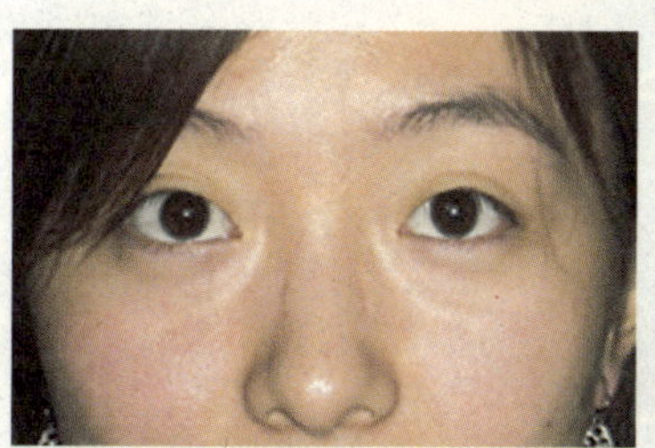

图7-5 眼袋手术前

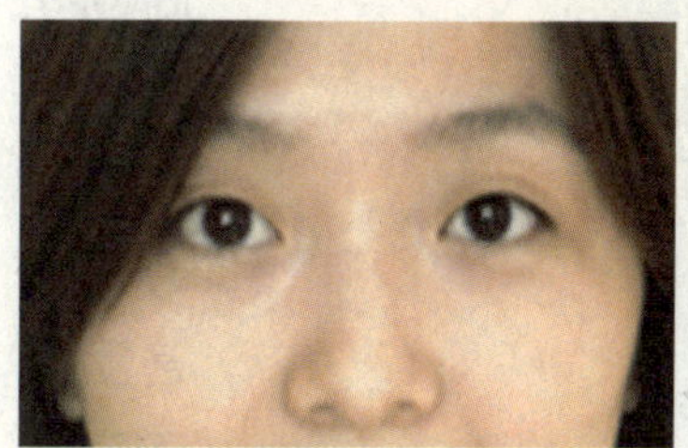

图7-6 内路眼袋手术后3年

答复：

如果出现眼袋手术后因为皮肤去多了而出现睑缘退缩，露白太多，可以通过手术进行修复，在一定程度上可以缓解。眼台也可以通过手术得到一定程度的缓解，不可能完全恢复到以前的状态。

问题二：下眼球露白太多是什么原因？

做完眼袋1个月，眼睑和眼球不能很好地贴附，迎风流泪，眼睑也不太平整。请问是什么原因呢？这种症状还能恢复好吗？需要多久呢？

答复：

你这样的情况在眼袋手术早期都会不同程度地存在，在二三个月以后都会很大程度的缓解，不要着急。

问题三：做完不开刀的去眼袋手术，感觉眼台耷拉了，怎么办？

我想咨询内路去眼袋后，为什么感觉眼台耷拉了，我咨询过好像内路去眼袋动不到眼台。眼台的问题该如何解决呢？自体脂肪只能解决凹的问题，用什么办法解决眼台的问题呢？自体脂肪能注射到眶隔内吗？如果注射到眶隔内是不是可解决眼台问题呢？谢谢您！

答复：

脂肪注射不能解决眼台的问题，眼台的解决需要将肌肉进行重叠缝合在原来眼台的位置，有一定程度的恢复，不能完全恢复，各部分肌肉的厚度不同，改善程度也不一样。

问题四：从里面和从外面做眼袋手术有什么区别吗？

我想问一下眼袋手术的内路法和外路法哪个技术含量高些？做完内路术眼睛下面的皮肤比原来松弛，有很多皱褶还能恢复吗？如果不能恢复怎么办啊？您有什么好办法吗？

答复：

不管内路还是外路做眼袋手术，都要求医生有丰富的经验和精细的操作，无法比较技术含量高低。如果你比较年轻，眼袋区域皮肤弹性好没有松弛，可以考虑做内路手术，如果眼袋区域皮肤松弛，只能做外路手术。

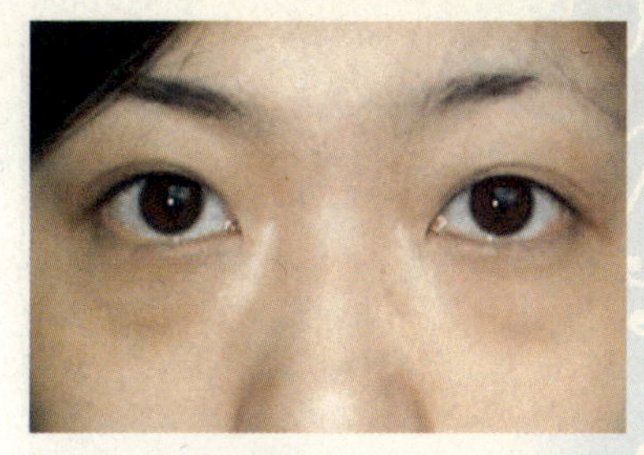

图7-7 眼袋手术前

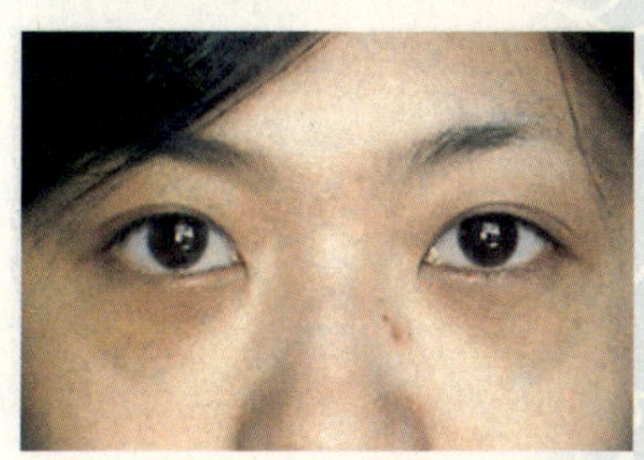

图7-8 内路眼袋手术后7天

问题五：眼袋手术后感觉有些异样是什么原因?

我做完眼袋手术已经半年了，眼睛里一直会噙着少许泪水，总想用力挤眼睛，很不舒服。看着眼睛总是泪汪汪的，个人感觉是眼睑和眼球不太吻合造成的。我想问一下到底是什么原因，如何解决呢?

答复：

与手术后恢复的时间还比较短暂有关，眼睑和眼球不能完全贴附在一起的时候，负责泪液引流的泪小点（在睑缘内侧）不能贴附眼球而形成负压，将泪液引流到鼻咽部所致，再过几个月这样的情况会逐渐好转很多的，你不必太着急，可以做点眼部的按摩，以加快局部组织的软化和贴附。

问题六：眼袋术后的恢复情况是怎样的过程?

我做完眼袋手术已经近2周了，但眼睑下方刀口痕迹仍很明显，同时左眼下方眼袋仍很明显（半圆形，不知是否是其他人提到过的泪沟，以前没有），右眼眼袋的确不明显了，但眼外角下方的颧骨显得比以前高了，远看像鼓了一个大包。我想咨询一下，上述状况是否会随着时间的推移有所改善呢?如能改善，大约还需多长时间呢?盼回复，谢谢。

答复：

你现在的情况都是在恢复期里的暂时情况，不是最后的真实情况，不要着急，3个月以后会好很多的。耐心等待吧。

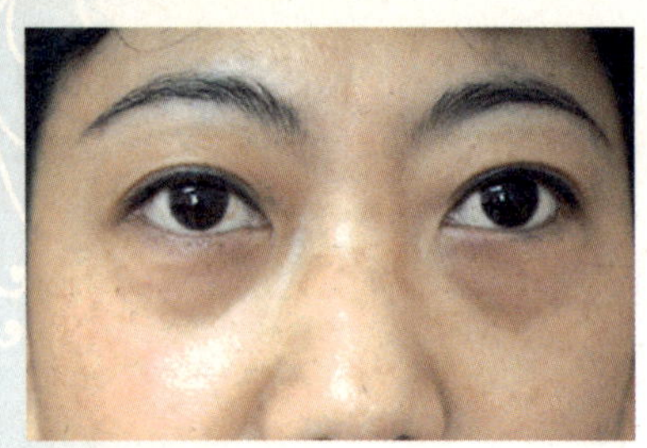

图7-9　眼袋手术前

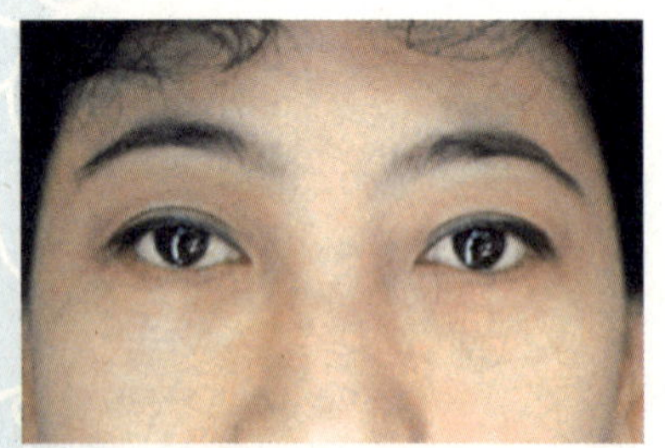

图7-10　外路眼袋手术后2年

问题七：眼袋手术和去皮肤存在怎样的关系？

现在有一种精细去眼袋法，请问杜大夫，此法与外路法、内路法有区别吗？是否会去除多余的皮肤？会反弹吗？

答复：

外路法主要是解决皮肤松弛的问题，同时解决脂肪脱出的问题。内路法只能解决脂肪脱出的问题，不能解决皮肤松弛的问题。不管用哪种方法，脂肪去除后不会反弹，但皮肤的松弛和多余会随着年龄的增加而出现和加重。

问题八：眼袋手术后把人变老了如何修改？

现在眼袋做完比没做前显得又老又丑，我想把眼台修复高一些，就好看多了，用我自身脂肪填充可以吗？我想3月份修复，做完眼袋已1年了。

答复：

你的眼台在上次手术后不明显了，可以通过眼轮匝肌重叠缝合的方法进行有效的修改，效果还可以的。不用脂肪填充，这不是常规的方法，效果也不会很理想。

问题九：眼袋手术什么时候做最好？

我45岁，皮肤弹性还行，眼袋不是特明显。咨询了很多眼袋手术的问题，特想做，就是担心现在做的效果好不好？是否肯定有改善，并且不会外翻？心情忐忑不安。

答复：

眼袋的情况出现了让你有了想解决的想法，越早做效果越好，维持的时间也就越长。因为这时的皮肤弹性对抗重力的能力肯定比以后要好很多。改善是肯定的，不会外翻。你可以放心的。

问题十：眼袋手术时可以提升皮肤吗？

请问外切眼袋法是否可以达到一点点提升皮肤的作用呢？因为要切掉一些皮肤，我对着镜子比划感觉能有提升的作用，您做过的手术案例中有没有术后感觉鼻唇沟上边的皮肤上升的呢？

答复：

你的想法我很明白，就是想在做眼袋手术的时候能够将眼睑下面的组织向上提升。不能单纯通过眼袋手术进行解决，但可以通过眼袋手术的切口，在深层次进行处理引起鼻唇沟下垂的组织，比单纯的眼袋手术要复杂。如果你的脸型比较瘦的话，这样的手术方法比较有效，脸胖的话效果就差些。这是两个手术。当然收费也是单独的，眼袋是4200元，提鼻唇沟是4000元。你如果决定了手术，请你提前3天与我联系。

四、心情故事

蓦然回首处

好友常笑称我“老土”，对新生事物前卫观念的接受总是愚钝地慢半拍，有些是被迫地迟缓地接受，有些是干脆不能接受。连全球人都喊的“老公”，而我一直都中规中矩地称“爱人”。土吧？就这样一个土包子，不知假体、膨体、硅胶、肉毒素为何物，做何用；不知隆鼻、瘦脸、吸脂、削腿是何种痛苦与快乐，却也自得其乐地日日穿梭于这个现代城市的人群中，上班不化妆，下班买豆腐，匆忙并快乐着。

突然有一天，同学聚会的消息打破了我这种自封的快乐和平静。离开故乡已有十多年，从安静的故乡走入这个喧嚣的城市，接受一种改头换面的生活，一种“拼”的生活，拼能力、拼体力、拼学历、拼智慧、拼工作、拼房、拼车……没有硝烟却分明能感到火药味的弥漫，没有号令，身体却时时像上膛的子弹，平坦的道路便捷的交通，却总也走不到心灵的栖息地。慢慢地，随着四面八方的人一起被这座城市同化，也同化着这座城市。故乡的蓝天白云、莽莽草原、绵绵羊群、浓浓乳香，故乡人的憨厚、粗犷、爽朗、质朴，慢慢退到记忆的一角而封存。

想着同学聚会，想着看看昔日的恩师，看看儿时的伙伴，看看曾经房前屋后热情的面孔，想着故乡的山山水水，一草一木，心情无比地激动起来，竟彻夜未眠。

我将以何种状态出现在故乡人的眼前而不灼伤他们的记忆，记忆中那个清纯、健康、沉静的女孩。我开始长时间地停留在镜前，仔细端详镜中的人：身材未变，多了一种成熟；脸盘依旧，却已眉眼低垂；笑容依然灿烂，却同时在眼角盛开；眼神未变，却已不再明眸灵动……这是我吗？那个清丽、静美、明眸皓齿、阳光灿烂的人呢？仅仅像个影子一样若有若无地闪动。我的激情被眼前自己的形象击毁，我绝没有勇气把如此沧桑的容颜带回故乡，带回那个美丽、辽阔、魂牵梦绕的地方，从容地汇集于那些憨厚、质朴、热情迎接归来的笑容中。

于是，我加入到求美大军中，关注网站、留意杂志、向熟人打听，一家家看过，一遍遍问过，再一遍遍问过，一家家看过，却始终犹豫不决。我不想脱胎换骨，容颜大变，只是想留住青春一点点，不把沧桑带回家。即使老去，也从容优雅一些，别像这座城市一样一切都是急速的。

鉴于手术的成功，我有一点感触分享：医生的医术是最关键的，但是，医患之间的配合也是手术成功的必要条件，医患关系配合好，就是要充分信任医生，选好你认定的医生，心中的疑问和不解都在手术前解决好，一旦上了手术台，充分相信他就是你选择的最好的医生，把自己完全交给医生，真正放松，你越放松越信任他，他手术起来就越顺畅，手术就越容易成功。

第八章 8
鱼 尾 纹

一、一目了然

1. 开始出现的年龄

一般在30岁以后会逐渐在外眼角部位出现比较细小的纹路，在出现面部笑容时纹路加深，类似鱼尾状，笑容消失后皱纹变浅或消失。

2. 表现形式

在外眼角部位出现类似于鸡爪形放射状的皮肤纹路或皱褶，在年轻时程度较轻，范围比较局限，出现明显的笑容时显现，笑容消失后变浅或消失。随着年龄的增加，皱纹逐渐加深，没有笑容时皱纹依然存在，做表情时进一步加深。

3. 对面容和神态的影响

给人以衰老和沧桑的感觉，缺乏年轻的活力。

二、美丽有方

1. 如何矫正

提紧眼轮匝肌，中断眼轮匝肌的动力传导，使皱纹不断加深的基础丧失或削弱，在很大程度上可以减轻或消除皱纹的存在程度。对于其他没有出现鱼尾纹的面部年轻化手术同时进行这样的处理可以很大程度上延缓鱼尾纹出现的时间（本方法为作者独创，确实有效）。

2. 可采用的手术选择

颞部发际内切口（3～4厘米），眼轮匝肌的提升和固定锚着术。

3. 术后的变化

鱼尾纹消失或明显变浅，眼角皮肤紧凑，局部组织饱满而显现活力。

4. 手术时间

1.5小时。

5. 麻醉方式

局麻或静脉复合无痛全麻。

6. 哪些人不宜接受手术

糖尿病、高血压、心脏病等患者不能接受手术。长期服用阿司匹林、丹参等活血化瘀类药物的患者至少停药15天后方可接受手术。女性患者避开经期。

7. 手术后的护理

手术后常规消炎止血治疗，术后3天可以进行面部的红外线照射理疗，以促进面部组织肿胀的吸收和消散。同时可以口服促进消肿的药物，尽快缩短手术后的恢复时间。

8. 手术后反应

手术部位和邻近部位肿胀会比较明显，但3天后即开始消肿，早期有极少数人会出现一过性的恶心呕吐现象，极个别有淤青或血肿出现。

9. 饮食禁忌

术后早期（手术后1个月）禁烟酒，不宜食用不容易咀嚼的块状食物，以免引起进食时一定程度的颞部疼痛，一般2个月后这种症状会逐渐消失。

10. 恢复正常工作和生活的时间

一般在7天后肿胀会比较明显地消退，10天后痕迹不会明显，但还会给人脸部轻度发胖的感觉，外眼角轻度上挑，面部神情轻度不自然，仔细观察可能被察觉。随着时间的推移，这种现象逐渐缓解。

11. 拆线时间

7天拆线。

12. 瘢痕恢复时间

在发际内的痕迹几乎不能被发现，瘢痕一般在2个月后逐渐恢复呈细线状。

13. 形态完全恢复时间

需要2～3个月的时间完全显示出手术后的最佳状态，少部分人可能恢复的时间稍长。

14. 可能出现的不良情况

手术部位水肿的吸收是一个渐进的过程。早期的水肿吸收一般在20天左右就恢复到不太明显的程度，中下面部皮肤发亮。在2个月后，水肿几乎完全吸收，面部皮肤恢复自然的光泽。在颞部发际内可能会出现小的突起，皮肤轻度起堆，局部皮肤稍硬，面部手术部位的组织摸起来略有凹凸不平的感觉，以及早期会有轻度的皮肤感觉迟钝的现象，3个月后会完全消失。

15. 维持时间

一般可以维持5年以上，能够保持比同龄人永远年轻的状态，具体维持情况因个人差异而不同。

16. 可否再次手术

在4年以后如出现效果消失可以再次考虑进行同样的手术，手术本身对组织创伤不大。

三、相关问题解答

问题一：什么是小切口除皱术？

医生，我很感兴趣您说的“小切口多点除皱的方法”，这是您的首创还是当今流行的方法，技术成熟吗？

答复：

传统的小切口除皱术的方法是三点除皱，在额部和双侧颞部切口，但切口不算标准的“小切口”。我通过近10年的潜心研究和长期临床经验的积累，特别针对30～45岁女性的生理和心理及社会活动的客观需求，

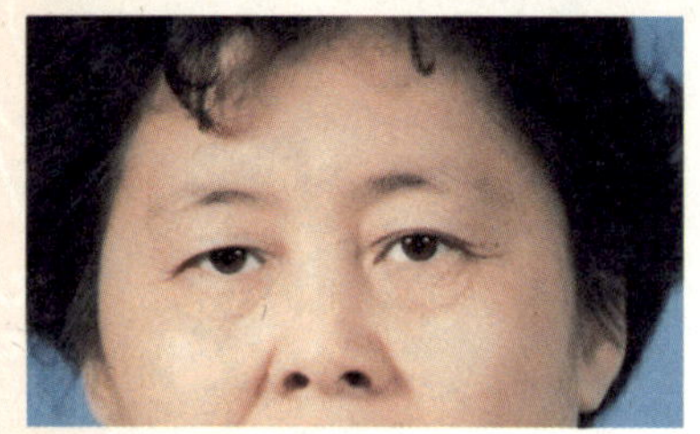

图8-1 鱼尾纹手术前

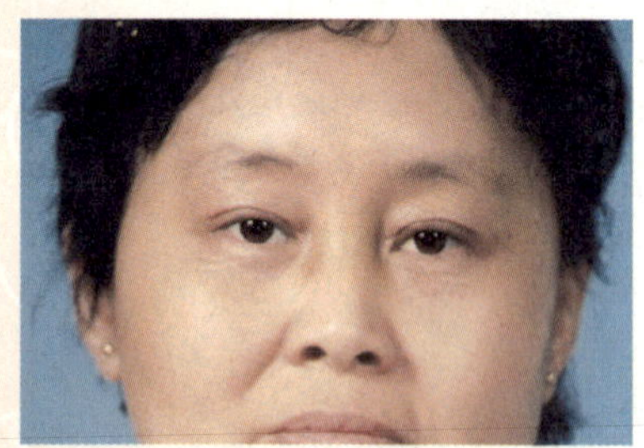

图8-2 鱼尾纹手术前后3年

在传统的三点小切口除皱术的基础上，克服了原来的所谓小切口其实不小的缺点以及手术干预范围小和层次肤浅进而远期效果不理想等问题，创立了一套多点小切口微创全面拉皮除皱的手术体系，仅需5个小切口（每个切口1厘米左右）在面部不同部位进行手术操作，可以解决额部和颞部的皮肤松弛和皱纹（包括鱼尾纹），同时也能够解决中面部松弛和鼻唇沟加深的问题。术中对松弛的深部组织和皮肤进行分层次的分离和提紧，并对引起皱纹的肌肉进行有效的干预，无需切除多余的皮肤，效果显著持久，年轻化程度自然，创伤轻，恢复快，一般7天就可以回到正常的工作和生活状态。这种手术方法和效果以及手术痕迹不显的特点很受30～45岁女性的青睐（详细内容可参阅由我主编的《面部年轻化美容整形》，全国第一本系统著述除皱的专著）。

问题二：小切口除皱为什么可以不去皮？

医生您说的小切口除皱不去除多余的皮肤，对这一点我很困惑，不去除多余皮肤的手术怎么可能让手术效果保持长久呢？我想问您的是，在保证安全的基础上如果我坚持要求去除一些多余的皮肤，这样的手术您认为可行吗？可以做成功吗？

答复：

你的困惑我可以理解。我的方法不会去皮，也不会动你的一根头发，但是会提紧皮肤，保持长久稳定的效果。手术的思路大致是这样的：对深层松弛的组织进行有效的缩紧，恢复原来的体积和组织张力，并对引起皱纹的肌肉进行有效的干预，让肌肉不再收缩而出现皮肤的运动。再上提松弛的皮肤进行固定，固定点以上的部位就会出现你所担心的多余的皮肤，但人体的功能有这样的生物学效应，即多余的、没有张力的皮肤会自动收缩和吸收，一般需要2个月左右就会完全吸收。早期多余的皮肤是隐藏在头发里的，不会被人发现的。这种方法的好处是手术后不会出现切口边缘脱发的情况以及发际缘过度后移的现象。这也是我这种方法被很多人接受的优势。当然，你如果确实想去掉一些皮肤，这是很容易实现的问题，当然也会成功的。

问题三：川字纹和鱼尾纹如何解决？

我今年38岁，由于平时不良的表情习惯，使额部出现了两道川字形皱纹，眼部有三道细小的鱼尾纹。另外我眼睛很大，眼皮很双，但现在上眼皮稍有松弛。请问我如果除皱的话用什么方法最好？术后多长时间才可以恢复工作？听说这种手术是您的强项，是吗？我打算五一前往北京，希望能得到您的尽快回复，谢谢！

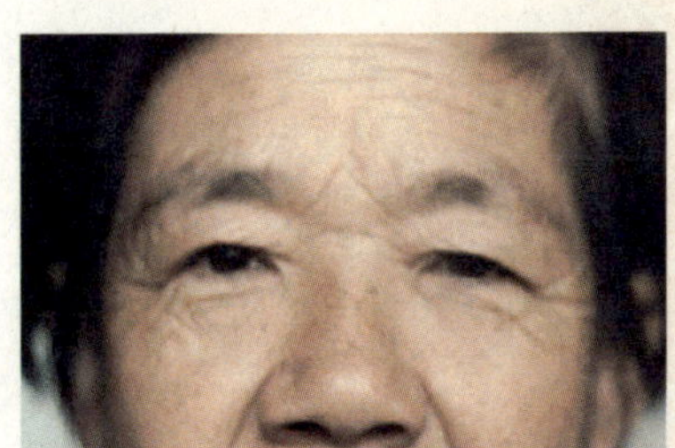

图8-3 鱼尾纹手术前

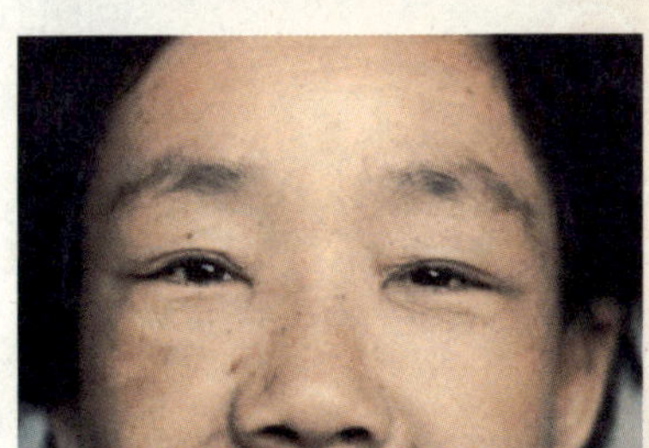

图8-4 鱼尾纹手术后4年

答复：

你的问题可以通过小切口多点除皱的方法得到很好的解决。额部做3个小切口解决川字纹和额部皮肤松弛，眉毛也可以适当地上提；鱼尾纹可以通过颞部的小切口解决，固定缝合肌肉，能够长期消除鱼尾纹的问题。我所推荐的方法特别适合30～45岁的女性面部皮肤松弛的问题，手术痕迹很隐蔽，不用去头发。效果持续稳定，一般在手术后10天就可以正常上班了。

问题四：除皱手术具体是怎么样的？

大夫你好！

①上面部拉皮手术是怎样麻醉，会不会很痛苦？

②手术后加压包扎是不是很难过？

③手术后的面貌会不会很不自然，比如出现吊眼、倒八字眉？

④最坏的情况下，会出现怎样的后遗症？

我是搞文艺的，做这项手术势在必行，但到底人过40岁，不想自己身体方面太过痛苦。所以问题较多，请您包涵和耐心解答。

答复：

你好！

①采用静脉复合麻醉后在一种类似于睡眠的状态下手术，不会有痛苦。

②加压包扎后的头2天会感觉不太自然，但不至于很难过。

③手术只要掌握好分寸，不会出现你所担心的问题，当然这需要医生的经验和技术的结合。

④手术只要按照原则操作，不会出现后遗症的。

问题五：小切口除皱拆线和恢复时间？

请问做除皱手术几天拆线？拆线后面目有瘀血的痕迹吗？

答复：

除皱手术后7～8天拆线，我做的除皱手术基本没有什么瘀血的痕迹，但肿肯定会有的，一般在10天左右就不太肿了。

问题六：面部松弛如何解决？

我接近40岁了，对自己鼻部以上的部位还是满意的，但中面部皮肤有些松弛下垂。我在本市几家大的整形医院咨询过，他们说可以在耳前拉皮，你那儿可以实施这样的拉皮术吗？

答复：

我觉得你目前的年龄不太适合做耳前切口行拉皮手术，还有比这更好的方法，就是通过眼袋的入路做中面部提升，符合微创的美学原则，回避了在耳前残留瘢痕的弊病。

问题七：50岁的人适合做什么样的除皱手术?

我妈妈50多岁了，不知是否可以采用您的小切口微创除皱方法？如果不适合小切口微创除皱，还可以采用哪些方法除皱呢？需要住院吗？

答复：

在我看来，如果面颊部的皮肤和软组织松弛得很厉害，同时皮肤弹性又很差，就不能考虑用小切口的方法解决问题了。但额部还是可以用小切口的方法进行，也能达到很好的效果，面颊部需要经过耳前切口才能解决这一部位的组织松弛问题和鼻唇沟的问题。需要住院5～7天。

问题八：小切口除皱手术可以解决哪些问题?

我想做面部除皱，有以下问题要咨询：①做之后是否五官会有一定程度的变形，比如眼睛有点吊。②我有川字纹，眼角细纹较多，放射状的，一笑连鼻子上都有，小切口的方法管用吗？能改善多少？③我有眼袋，可以一起做吗？④做之后会不会对皮肤伤害很大，过几年会老化更快吗？

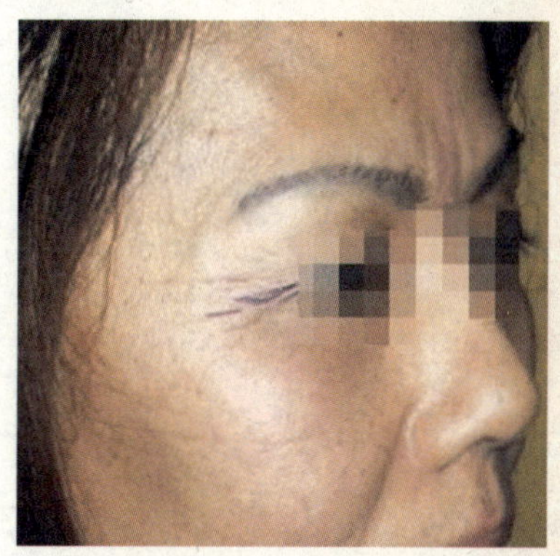

图8-5 鱼尾纹手术前

答复：

采用我的多点小切口除皱方法能够很好地解决目前你所面临的问题，效果会非常确切。至于是否会有五官变形的问题，在手术后的早期，眼角的改变是肯定的，但眼角的稍微上提也是大多数女性希望得到的改变。手术很安全，对皮肤的损害在最低程度，这是我的方法的最大优势。当然，老化是在一直进行的，手术的目的只是把老化的积累消化，这样的方法不会加快老化的进程的。去除眼袋可以和除皱手术一起做。若还有什么不明白的，欢迎你继续提问。

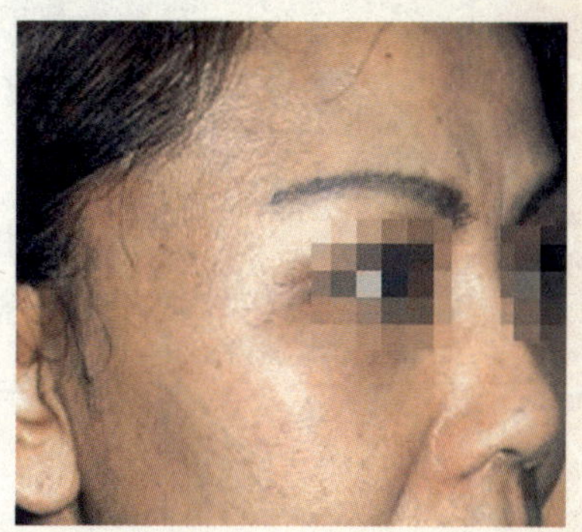

图8-6 鱼尾纹手术后2个月

问题九：哪些情况适合做小切口除皱手术？

我今年31岁，可面部皮肤已经有些松弛了，还有很深的鼻唇沟纹，脸上的肉也有些下垂，不知适不适合做手术？还有我10年前做过去眼袋的手术，不知会不会有影响。还有些细节：手术用剃头发吗？在什么部位打麻药呀？手术中会疼吗？术后会疼吗？成功率有多少？会有什么后遗症？

答复：

根据你的年龄情况和你的面部松弛情况，很适合通过我的多点小切口手术方法来解决你的问题，具体的手术方法和细节问题你可以去看网络里的相关信息。手术不会对眼袋带来什么变化和影响，不用剃头发，打麻药在手术部位的皮下组织里，如果采用全麻的方法，在手术中不会有任何不适的感觉，手术后几天会有一定程度的头皮发胀和轻微的痛感。手术很安全，我采用这样的方法已经多年，做了很多例，没有什么后遗症。

问题十：小切口除皱手术对身体有什么要求？

我想了解一下做面部除皱手术对患者的年龄和身体状况有什么要求，比如心脏方面。另外，如果是年龄稍大的患者做了面部除皱，可能就会和颈部、手有较大反差，是否可以面部、颈部及手的除皱一起做？经常可以看到面部除皱信息，但是关于颈部和手的信息却很少，不知道颈部和手的除皱效果会怎么样。谢谢！

答复：

除皱手术对患者的身体状况是有要求的，要在对其心脏、肺脏和血液检查都正常的情况下才可以施行手术。当然，如果心脏的问题是属于生理性的，虽然有一定程度的心电图的变化，还是可以手术的，在手术的同时有麻醉医生进行监护，保证安全。至于颈部和手部的除皱手术，依中国人的皮肤体质来看，是不太适合进行手术除皱的，因为手术后的瘢痕会非常明显，可能让人更加难以接受。所以这方面的信息比较少。

问题十一：小切口除皱手术后可以为我带来什么样的改变？

我42岁，脸上没有大的皱纹，但感觉皮肤已经松弛了，而且在笑和皱眉的时候，会有好些细碎的皱纹，在干燥和劳累后会更明显。我本打算做小切口除皱手术，但有人说像我这种情况，手术后的皮肤状况改变不会很大，细纹还会存在，这让我很郁闷！请问杜大夫，真是这样吗？

答复：

我很理解你的心情。我可以肯定地回答你，通过我的网站里介绍的多点小切口的方法，能够帮助你有效地提紧皮肤和深层的松垂组织，达到很好的面部年轻化的状态。这样的手术方法突破了传统方法的思路和效果，在很大程度了避免了大切口手术带来的年轻化透支的情况（虽然在手术后近期看起来年轻了很多，但由于大切口的组织创伤却加重了组织衰老的进程）。额部的细皱纹在手术后能够很大程度改善或消失，面颊部的细皱纹也能够减轻。

问题十二：小切口除皱手术会出现脱发吗？

请问小切口提颜面手术后，都会有发际线很靠后，显得有些秃的现象出现吗？有的姐妹提到的除皱后移植毛发，是什么样的手术？

答复：

你所了解的在除皱手术后容易掉头发，有的甚至是一大块一大块的，确实有这样的情况。根据我的认识，主要是由于在手术时去皮太多，切口处张力太大，影响切口边缘的毛囊血液循环，组织缺血导致毛囊坏死所致。我的手术方法也是考虑到上述情况，在完全达到效果的前提下做了很大程度的改进，基本原则是不用去皮，也不会去掉头发，在缝合切口时完全是无张力缝合，克服了传统方法的缺点。手术非常安全，不会出现你所担心的问题，小切口提颜面手术后，都会有发际线不同程度的后移现象，但一般都不会很明显的，在1厘米以内。关键要看你额部原来的情况，如果原来的额头不是很高，手术后的发际不会显得很高的，在可以接受的范围。如果原来的发迹线就比较高，皮肤又很松的话，就会加宽、加高原来的额部。不过，我做了这么多例除皱手术，发际的改变都在患者接受的范围，还没有一个在手术后需要植发的呢，请你放心。

问题十三：外地人来做手术需要注意些什么？

仔细地看了您网站上除皱方面的一些资料，更详细地观察了除皱照片的前后对比，真的觉得年轻不再遥远！美丽不是梦想！

另外想了解一下，我是外地人，做除皱手术需要住在医院吧，需要几天？休息多少天才能出去工作？

答复：

在我们医院，有较好的住院条件，宾馆化病房，有餐厅每天送饭上门，病房内有呼叫器，24小时有护士值班，不需要家属陪护。如果手术，需要住院5～7天，如果在医院拆了线再走的话，七八天后就可以回去了。在住院期间，我们还会给你安排物理治疗（不会另外收取费用），促进面部消肿，这样会让你手术的面部情况在出院时基本没有明显的手术痕迹（主要是水肿方面的情况，切口在发迹内是看不出来的），一般在10天左右就可以上班了。

问题十四：小切口除皱手术需要包扎多久，坐飞机有关系吗？

几天来我在这里和大家交流得也非常愉快。通过向术后的姐妹了解，看来除皱术并不是什么可怕的手术，从前有自己吓唬自己的成分呢。再问一个问题好吗？术后有人说头部要包扎24小时，有人说要包扎2天，到底要包扎多久呢？术后一星期能长距离飞行吗？

答复：

你们能够在我这里进行很温馨、很热烈的交流，是我深感欣慰的事。欢迎大家踊跃地加入，交流彼此手术前后的心得体会，相互帮助。现在，我来回答你的问题，手术后一般需要加压包扎（即扎紧）3天，之后进行简单的保护性包扎就可以了，手术后7天进行长距离的飞行是没有问题的，你放心好了。

问题十五：小切口除皱手术会带来五官的变化吗？

五官在拉皮手术后会发生变化吗？我是怕做完后五官因皮肤拉扯有变化，如果变美了当然心里要美滋滋的，但要是变丑了那岂不是不划算了嘛！麻烦杜大夫您回答一下吧！

答复：

拉皮手术的目的是改变脸部松弛下垂的皮肤和深部软组织的位置，通过手术分离这些组织的层次，并向上悬吊而达到提紧皮肤和组织的效果。在拉动组织的时候只是恢复皮肤与组织的固有位置，不会改变五官的形态，因为面部器官的附近都会有韧带将其固定，不会随着外力的牵拉而发生原有形状的改变。如果非要找到改变，那也是好的改变，就是眼皮会比以往舒展些，眼睛会显得有神些。

问题十六：小切口除皱手术只做上半脸会带来下半脸的变化吗？

如果我做额头和眼部的除皱术，手术后脸上半部的皮肤变紧了，会不会对脸下半部的皮肤有一定的帮助呢？我的意思是会不会对下半部脸有一点点提升作用呢？

答复：

你要求的手术，我可以通过额部的3个小切口，比较彻底地切断额肌，再进行适当程度的悬吊，可以将额部的松弛和皱纹进行很好的解决。眼部的问题，主要是通过颞部的切口解决鱼尾纹。通过这个切口，可以进行中下面部的组织分离，再配合深部组织缩紧和皮肤牵拉，肯定会对中下面部的组织紧张度有很大程度的改善。

问题十七：小切口除皱手术后的效果可以维持多久？

我今年34岁，皮肤还不太松，但我想做除皱手术提升皮肤显得更年轻些。我想问一下，手术效果可以保持几年？手术时反应大吗？有恶心等症状吗？一个人去可以吗？下眼袋松懈处能收紧吗？你最年轻的患者是几岁呢（指除皱的）？恢复怎么样呢？抱歉问题太多了，麻烦您一一回复，谢谢！

答复：

经过长期的术后跟踪和信息反馈的积累，我所做过的除皱手术的效果一般维持在7年以上。在术中有麻醉，没有什么不适反应。术后，有的人反应比较重，有的人反应比较轻，主要是有程度不同的恶心和呕吐现象，这跟每个人的体质不同有关。你可以一个人来，也可以同时做眼袋手术。我最年轻的患者30岁，恢复效果很好。与你一样的年龄人群，手术的主要目的是恢复面部年轻时的软组织轮廓（这是我在国内率先提出的除皱拉皮的理念），同时解决面部存在的皱纹。因为30～40岁的女性，往往是面部松弛的情况普遍存在，而较深的皱纹极少甚至没有，这样的情况通过小切口的手术方法解决问题而又不留有任何手术痕迹，就是我所提出的手术体系能够达到的效果。

问题十八：小切口除皱手术可以和下颌吸脂一起做吗？

我一直想做面部除皱，也一直在关注您的网上咨询，看了网上留言，我增加了很大的信心。手术时间初步定在年底。还有我的下巴肉也较多，要不要去脂？两项手术可一块做吗？

答复：

你的情况在留言中没有描述得很具体，比如你多大年龄，面部皱纹和组织松弛状态如何？这些是我为你制订手术方案的重要参数。如果你的年龄在50岁以下，深皱纹不是很重，可以选择多点小切口全面除皱的方法。如果在50岁以上，组织松弛得厉害，只有选择大切口除皱拉皮了。两种手术针对不同的情况都能够实现很好的除皱效果，只是在术后痕迹方面，小切口的不明显，大切口的在耳前比较明显一些，一般需要4～6个月的恢复，痕迹才会慢慢消失和变浅。下颌是否需要吸脂肪要视你的具体情况而定，如果需要，可以和除皱手术一起做，手术并不复杂，不要担心。

问题十九：除皱手术以后恢复良好，还想做眼袋，可以吗？

您为我做完除皱手术已经2周了，没想到恢复得那么快，面部基本上看不出肿胀了，只是觉得有点紧，效果已经接近自然，再笑的时候，那些可恶的鱼尾纹终于不见了！再扬起眉毛，那些横在额头的抬头纹也消失了！我非常满意。看到您在我之前做的那个全面部除皱的，出院的时候面部已经很光洁自然了，她那么满意，真为她高兴！她还做了眼袋，效果也那么好，而我没做眼袋，现在还真有些后悔了呢！

答复：

首先祝贺你手术恢复得很顺利。你很满意，我作为医生也为此感到很高兴。随着时间的推移，你面部的恢复程度会越来越好，越来越自然的。恢复到很自然的程度，一般要3个月以后。另外，什么时候计划好了做眼袋，要及早和我联系，好预约手术时间。祝你早日恢复到你最满意的美丽状态。希望你常来看看哦！

问题二十：小切口除皱手术会对筋膜进行悬吊吗？

医生您说的多点小切口除皱手术对皮肤进行分离和提紧，对肌肉进行干预，是不是筋膜悬吊？感觉手术后会很痛，我心脏有过早搏，剧烈运动后有时心慌发紧，但体检没查出什么毛病。您认为我这样的体质做这样的手术会有问题吗？

答复：

我所提到的多点小切口除皱的精华和关键可不是筋膜悬吊，而是灵活机动地有效解决面部存在问题的部位，手术入路很隐蔽，筋膜悬吊只不过是其中的一个环节罢了。你这样的体质应该没有什么问题的，当然，手术前的检查是必需的，我依此来确定你的身体健康程度和是否适合手术。手术后的疼痛并不是剧烈和尖锐的，术后每天会发止痛药，但有些患者并不需要，疼痛在可以忍受的限度内，不要为此紧张。

问题二十一：小切口除皱手术的相关细节？

麻烦您帮我解答以下问题：

①多点小切口除皱只适合40～45岁的人吗？50多岁皮肤弹性不是很好的人，能否用此方法？

②除皱效果是否明显？

③夏天太热，能否做除皱手术，不会发炎吧（家里没有空调）？另外，人的皮肤冬天、夏天弹性不一样，夏天做会不会因此误导医生去皮少些而造成除皱效果不明显啊？

④只有您采用多点小切口的方法除皱吗？

答复：

现在逐一来回答你的问题：

①一般情况下，在40～45岁年龄段的女性比较适合做这样的手术，但也不能绝对化，因为每人的皮肤情况还会有不同的。

②在网上公布的相片，在临床中确实取得了很好效果。但网上的图片太小，不能立体生动地全部释放出面部除皱手术后的细微变化，尤其是皮肤张力和弹性的变化不能表达出来。

③手术与季节没有什么大的关系，只要你的时间允许，都可以考虑，因为在你手术时和手术后的环境里，都会有空调的，出院的时候刀口已经愈合，家里没有空调不要紧的。

④我在网上推荐的手术方法，是我一直潜心研究的手术方法，我不知道其他人在这方面的进展如何，因为我还没有听到和看到与我类似的方法。

问题二十二：如何解决额部皮肤松弛？

我才25岁，但额头上的皮肤很松弛，显得额头短小，而且有时候觉得头重。如果把头发捆扎得很紧，额头上的皮肤就拉得紧了，显得额头也就好看些，而且觉得头上很轻松（或许是心理原因）。能用手术的方法把额头上的皮肤固定一下吗？

答复：

如果要达到你所要求的效果，可以在你的额部发际内做3个小切口，将头皮内的肌肉进行处理，然后通过向上的牵拉和悬吊，将比较低的额部皮肤向上移位到合适的位置后再固定，可以达到很好的手术效果。

问题二十三：48岁的女性做小切口除皱手术合适吗？

48岁左右的女士，做什么样的整容手术才能使面部年轻化呢？经您做除皱手术的人大概显年轻了几岁呢？从“手术图库”中的照片看，好像年龄越大除皱效果越明显，是这样吗？做面部除皱会不会有造成面瘫的危险？您亲自做过多少这样的手术？我确实想让自己的面部能年轻几岁，因为我身心都不老啊！希望早日得到回复。

答复：

关于你所提到的除皱手术效果与年龄的关系问题，我认为效果与年龄有一定关系，但与本人的具体情况关系更大。40多岁的年龄，也许面部皱纹不会太严重，但松弛已不可避免，不然，就没有手术的必要了。通过手术进行面部提升，肯定要比同龄人显得年轻很多，至于能年轻几岁，无法用一个确定的数字来表达，个体不同情况也会不同，而且面部年轻化还要伴随精神状态的年轻化，才能更好地显现年轻状态。我做这样的手术很多了，已经在千人以上，是很安全的手术，不会出现你所担心的面瘫等情况的。

问题二十四：小切口除皱手术会让皮肤变薄吗？眼袋手术后应该怎样保养？

我看过也听过这样的说法：去皱手术不能做的次数太多，否则容易造成皮肤变薄，特别是眼部周围皮肤本来就很薄，若多次做眼袋手术而间隔时间又短更易使皮肤变薄从而产生皱纹，使人老得更快。是这样的吗？另外做一次眼袋手术，效果一般能维持多长时间？手术后平时应注意些什么？应该怎么保养才能使效果维持时间长一些？希望您能从百忙中抽出时间给我答复。

答复：

除皱手术当然不能很频繁了，终生也就做一两次而已，对皮肤的影响也在可以承受的范围内，不会引起你担心的后果。当然手术对皮肤是有影响的，所以选择手术时机很重要。眼袋手术后效果一般可维持在8年左右，手术后伤口不要沾水，充足的睡眠和良好的心情是养颜的关键。

问题二十五：小切口除皱术术前、术后诸多细节有哪些？

我想了解一些除皱方面的知识。如果可能的话我准备做。

答复：

由于不知道你的除皱方面的具体需要，仅能给你提供一点笼统的相关信息供你参阅。额颞部除皱术在美容外科中是比较多见的一种除皱手术，它实际上是将额部与颞部的除皱术一次进行。此手术不仅可消除额部横纹、眉间皱纹、鼻根部横纹，还可同时去除鱼尾纹、矫正眉弓下垂及上睑皮肤松弛下垂等。①术前准备：手术范围较单纯额部除皱术的范围稍大些，所以需清洗耳轮脚上颞部皮肤，并对面部和头发进行消毒。②术前设计：切口线的设计，需要根据发际的高低及额部的宽窄来定。但无论发际高或低，颞部切口线均必须设计在发际内。③术后注意事项：部分受术者术后出现短时间头痛，极个别人还可能出现恶心、呕吐症状，一般对症处理后可消除。加压包扎一般在48小时后去除，然后更换敷料或直接暴露创面。水肿最明显部位为上眼睑，一般术后72小时肿胀逐日消退。术后5～7天拆线。拆线2天后可洗发，术后1个月可染发或烫发。

如需更多具体详情，可以向我电话咨询或参阅我网站里的相关内容。

问题二十六：小切口除皱手术安全吗？刀口还长头发吗？

请问面部悬吊除皱，采用微创手术是不是更不易感染？如果必须进行去皮手术的话，手术需多长时间？刀口处的头发还能生长吗？

答复：

在我们正规的医院做手术，不管采用哪一种手术方式，感染的机会都是很小的。是不是需要去皮，要看你的面部皮肤松弛情况。如果要去皮，也不会花费太多的时间，没有显著的差异性。手术时间一般需要2小时左右，刀口处的头发会生长如从前，如果不去皮的话，刀口处的张力很低，对头发影响更小。

问题二十七：20多岁的女性明显变老适合手术吗？

我想做除皱手术，但我不太清楚术前切口是在太阳穴后，还是在前额发际后，抑或两处都有。此外，我现在二十多岁，但是皮肤松弛，看起来比实际年龄大近10岁，我这种情况做什么部位的除皱比较好？我不仅关心手术的效果，同时更关心手术痕迹的恢复。盼能得到您的答复，谢谢您！

答复：

你的手术要求在我看来似乎考虑得早了一些，毕竟你才二十多岁，如果加强保养，皮肤也许还可以恢复到以前的紧致状态。当然，如果你的实际情况的确需要手术解决的话，通过适合你的手术实施，其效果肯定是明确的。最好我们能面对面的交流，使我能直观地了解你目前的皮肤状况，这样才能形成有实际意义的共识。除皱手术我们一般采用的切口均在发际内，只是在需要提升中下面部时才做耳前切口。手术后的痕迹恢复需要一个过程，4～6个月不等，彻底恢复后痕迹是不明显的。

四、心情故事

我与美丽有个约会

湖南人在形容什么事情到了极致的时候，喜欢用“有得药治”来打比方。而偏偏我就是这样一个臭美起来无药可救的家伙。当年考上大学，拿到家里的奖励第一件事就是去给自己隆了个鼻子，够臭美的吧。

自从年龄奔30岁了以后，对自己要求很高的我立刻有了心头大患，脸上的肉开始松弛，鼻唇沟加深了，虽然好看的眼睛一笑起来还是那么好看，但是有了鱼尾纹的点缀，美丽已经严重打了折扣。为了工作而高节奏运转的我并没有太多时间来保养自己，只能哀叹一声岁月无情。直到有一天我怀孕了，这可是件大事，为了宝宝，我暂停了手头所有的工作，时间变得富裕了，身上的肥肉也变得富裕了。怀孕这几个月我胖了60斤，脸上的肉更是明显膨胀。生完宝宝总算是喘了一口气。也不知道是不是因为产后抑郁，还没出月子，我越看自己这张脸越是烦心，总觉得又胖又老，我决定改变一下自己。

在网上逛了好久，直到遇到美丽有约，到现在我都觉得这就是缘分。我不厌其烦地在这个网站里来回搜寻，极其认真地阅读了网站里的每一个文字，首先我关注手术的效果，仔细地翻看了杜医生的手术图库里的每一张图片，即使是我根本不会去做的手术，我也反复看了又看，正是这些真实的照片使我有了信心。我花了几乎整个晚上的时间来看关于手术的咨询问答。

当然我还有理智，我还是在各大整容论坛和各个整容网站游历了一番，毕竟是要在门面上动刀子，这绝对不是开玩笑！先听听别人怎么说，再看看还有没有另外的高人。如此折腾了一番以后我才发现先入为主的观念严重地影响了我的判断力，似乎再没有别的整容高手能后来者居上了。事到如今，我决定去见杜医生真人。

杜医生检查后指出我面部需要提升调整的地方，对我十几年前做的鼻子也提出了中肯的意见，以前我做的是硅胶假体，只垫了鼻梁，不但过于高直，而且鼻头又圆又短，如果能把曲线做得柔和一点，并且修正鼻尖，相信整个面部会更加清秀。他说的每一点都说到了我对自己面部长时间分析挑剔的地方，信任就像一棵小树在我心里呼啦啦疯长！

吃辣椒长大的人性格一般都比较火暴，别的地方都没去考察，三下五除二就在这交了手术费，躺在了手术台上。我是6月3号做的手术，到今天已经20天了。我天天盯着镜子在观察自己的变化，现在的我鼻唇沟变浅了，下巴也尖了一些，腮部的线条比原来清晰。鼻子的形状也出来了，弧度很自然流畅，鼻尖也变得精致，一个来看宝宝的朋友看到我时非常惊讶，问我怎么刚生完孩子就瘦了这么多啊。其实我的体重并没有变化，就是因为脸瘦了，鼻子尖了，面部立体感加强了，整体给人的感觉就是瘦了好多，呵呵，这种感觉非常受用。眼角的鱼尾纹也没有了，但是因为还有肿胀，我的眼睛显得被拉长了，看起来似乎少了一些原来的可爱。杜医生也一直在关心我出院以后的情况，电话短信时有问候，他告诉我完全消肿还要一段时间，所以眼睛还会继续复原的。总的来说，我觉得自己现在的样子确实显得更精神了，尤其是笑起来的时候多了些灵气，不像原来脸胖的时候笑起来是憨憨的感觉。毕竟做完手术才二十几天，这样的效果令我信心大增，看来破茧成蝶指日可待啊。

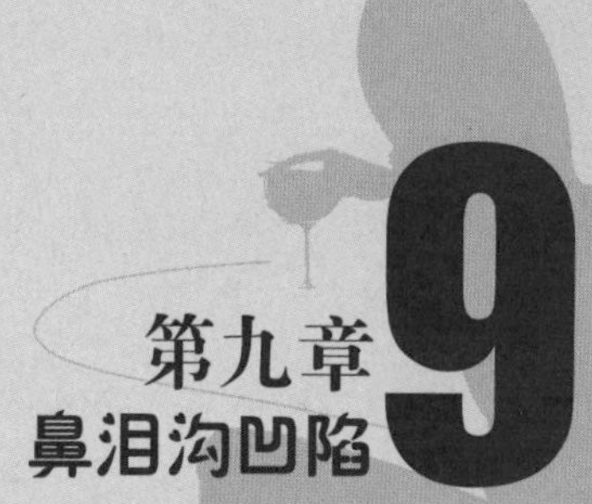

第九章 鼻泪沟凹陷

一、一目了然

1. 开始出现的年龄

一般在35岁以后逐渐出现，随着眼袋的出现这条沟壑会显得更加明显。

2. 表现形式

在鼻骨和眼袋区域之间有一条斜行的浅沟，双侧呈对称的形态存在，呈八字形位于鼻背两侧。

3. 对面容和神态的影响

往往出现和存在于脸部比较瘦削和眼袋比较突出的人，鼻泪沟的存在会加重面部的骨性特征而让人看起来更显苍老和缺乏神采，面容枯槁，呈脱水貌。

二、美丽有方

1. 如何矫正

多在行眼袋手术时一并纠正，在眼袋不明显的人也可以通过眼袋手术的入路方式进行解决。或单独进行局部凹陷区域的脂肪注射。

2. 可采用的手术方式选择

通过眼袋手术一并纠正多采用眼袋突出的内侧脂肪组织进行释放后将脂肪条填充到鼻泪沟凹陷的区域，这种方法纠正后的凹陷改善确切稳定，远期效果好，不会出现反弹和脂肪吸收的问题，因为填充脂肪的近端没有断离，有充足的血液供应。但手术后局部肿胀持续的时间比较长，脂肪组织水肿吸收比较慢。脂肪注射的方法比较简单，创伤小，恢复快，但填充脂肪的存活率比较低，需要几次填充，也存在着注射脂肪生长部位和存活后的体积无法精确控制，容易出现填充后局部凹凸不平的情况，填充效果往往不能完美。

3. 改善后的变化

手术后凹陷局部平整，与周围的组织连贯自然。

4. 手术时间

通过眼袋入路的方式填充需要2个小时左右，脂肪注射需要1个小时左右。

5. 麻醉方式

局麻。

6. 哪些人不宜接受手术

高血压、青光眼、糖尿病等病人不能接受手术，长期服用阿司匹林等水杨酸类药物的人手术前要停药至少15天。

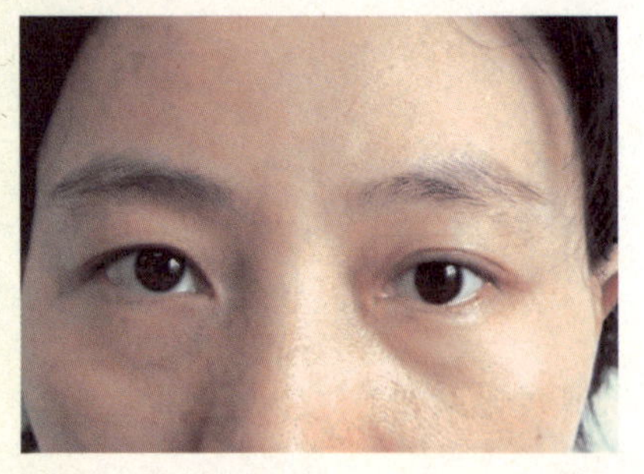

图9-1 鼻泪沟手术前

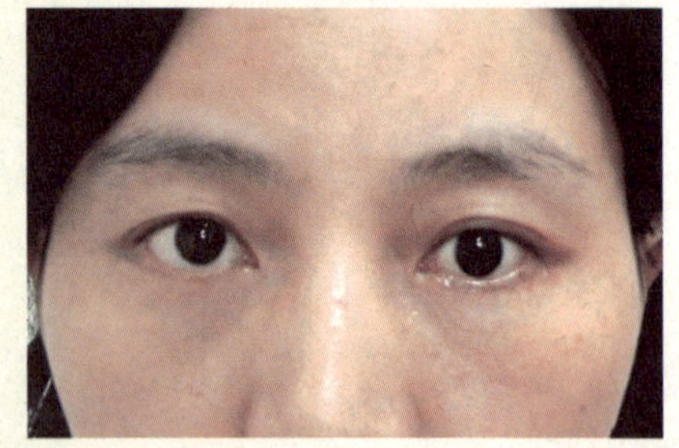

图9-2 鼻泪沟手术后3个月

7. 手术后的护理

手术后保持伤口干燥和清洁，第2天换药后即可将伤口裸露，可用消毒药棉每天涂搽伤口即可。眼睛干痒时可用红霉素或氯霉素眼药水滴眼。第4天后可用热毛巾热敷促进水肿消散。

8. 手术后反应

术后眼袋区域肿胀比较明显，部分人会出现皮下瘀血或青紫，少部分人还会出现球结膜充血或水肿，第4天后局部肿胀开始吸收，在手术后10天左右局部肿胀消散至不明显。

9. 拆线时间

手术后5天拆线。

10. 瘢痕恢复时间

拆线后切口痕迹比较明显，3～4天后痕迹会逐渐淡化，在手术后15天左右刀口会逐渐明显，呈浅红色细线状，在2个月后逐渐淡化至完全消失，或只有很浅的痕迹。

11.形态完全恢复时间

一般需要3～4个月眼袋改善的形态完全成形，瘢痕完全消失或很淡。

12.可能出现的不良情况

一般可能出现球结膜充血、水肿、早期睑球分离（下眼皮和眼球不能贴合在一起，眼泪容易流出，眼球怕风吹）、皮下瘀血、青紫等。

13.维持时间

每个人的衰老进度不同，眼袋手术后维持的时间会因人而异，一般维持5年以上。

14.可否再次手术

若眼袋再次出现，身体健康情况许可时可以再次手术。

三、相关问题解答

问题一：眼袋手术后还有鼻泪沟，怎样解决？

杜大夫我在您那里做外切眼袋1年了，对您的手术技巧很敬佩，恢复也非常好。但是现在有一个问题，就是虽然目前为止眼袋没有了，但是泪沟还存在，还挺深的，我很烦恼，我想请问您我是否可以再在您那里单做一个手术去掉泪沟？是叫脂肪释放吗？有这种手术吗？另外还想问的是，我想做双下巴的吸脂术，这个手术可以跟下半边脸的拉皮一起做吗？

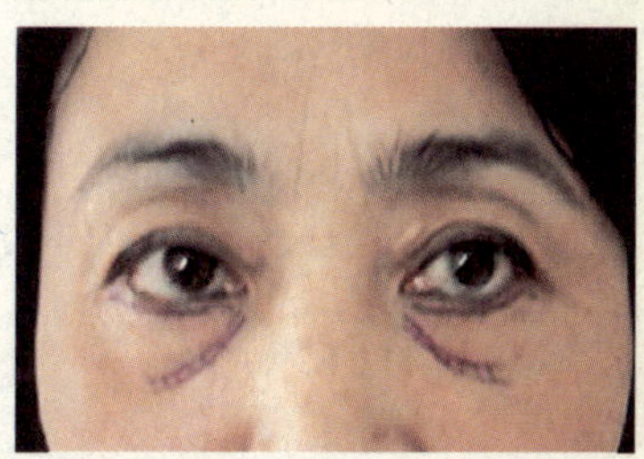

图9-3 鼻泪沟手术前

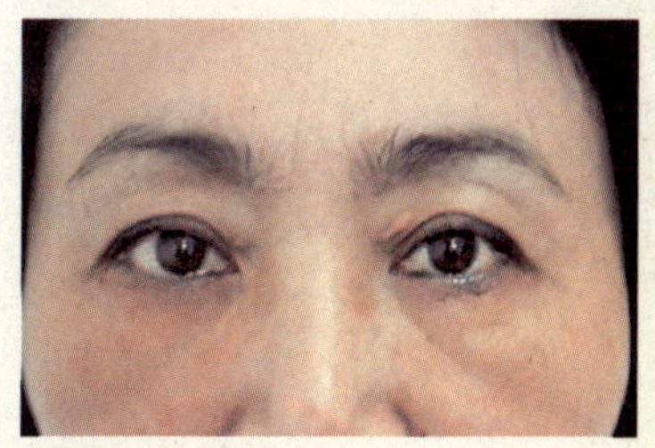

图9-4 鼻泪沟手术后

答复：

眼睛旁边的泪沟可以用眼袋区域的脂肪进行释放和填充，但改善的程度会因为自身的脂肪量的多少和泪沟的深浅不同而有差异。另外，下颌吸脂可以跟下面部拉皮手术同时进行。

问题二：鼻泪沟用什么材料填充？是永久的吗？

本人1年前在外地做了眼袋去除术，可是效果不理想，感觉好像还有。现在看来像是您所说的那种眶区有沟状凹陷。看上去像是还有一定的眼袋，很苦恼。我现年36岁，如果填充凹陷处，怎么做？是用人造的物质填充吗？能维持几年？

答复：

你的眼眶凹陷的情况需要看看本人，凹陷的程度和范围需要明确。手术一般采用眼眶脂肪释放或注射脂肪填充。只要填充局部脂肪成活，一般维持5年以上，因人而异。

第十章 额纹

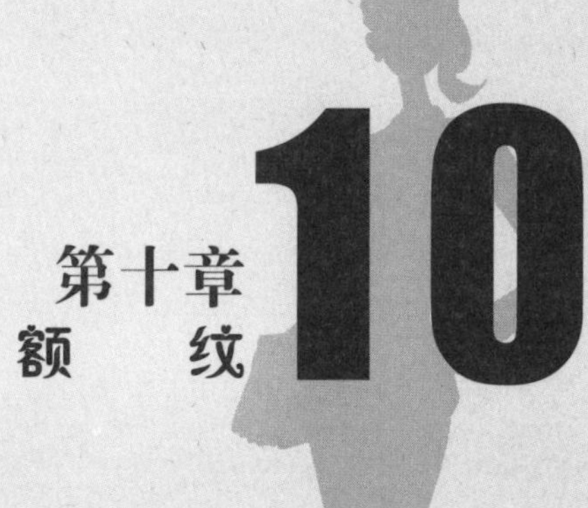

一、一目了然

1. 开始出现的年龄

额纹是面部衰老最早的征象，大约30岁左右就会出现皱纹，起初额纹浅且有表情时才更加明显。额部皱纹之所以出现较早，这和额部与眉最近，各种表情活动都有眉额参与有关，并且眉眼又是表情活动最多的面部器官。额纹的严重程度和出现时间早晚，因人而异，或深或浅，或早或迟。但往往会随着年龄的增加逐渐加深，长度变长。同时还可伴随面部其他部位的皱纹，如川字纹、鱼尾纹等。

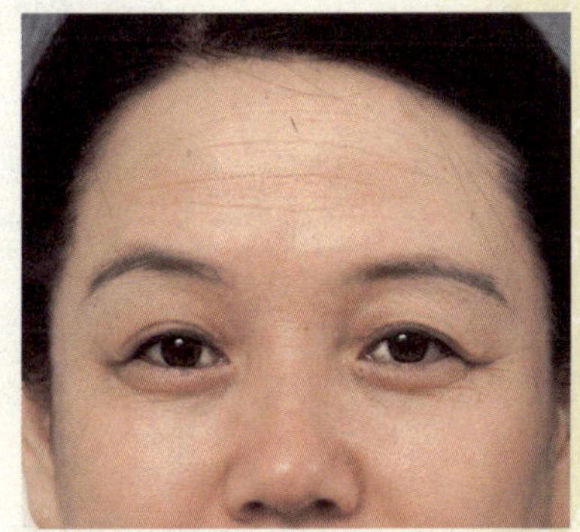

图10-1 额纹除皱手术前

2. 表现形式

额纹与额肌垂直走行，呈横向贯通，一般有3～5条纹沟。在提眉动作时此纹更加明显。起始存在于额部中间部分，或深或浅，呈长度不等的细线状沟壑，近似于平行线排列。早期仅在额部出现表情时出现，表情消失后皱纹随即消失。后期在表情出现时皱纹很深，表情消失后皱纹痕迹依然存在。

3. 对面容和神态的影响

额纹一旦出现，面部的衰老一览无余，给人一种沧桑感。

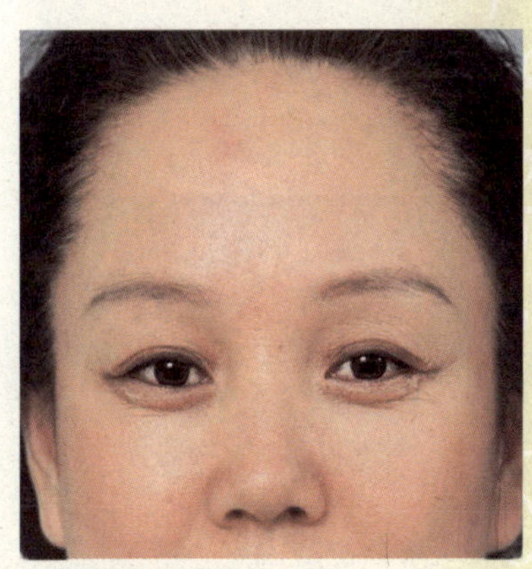

图10-2 额纹除皱手术后4年

4. 对心理的影响

额纹的出现对女性参与社会活动的负面影响很大，表情动作克制，不能随心所欲地向对方展示富有表情的面庞，担心对方发现自己衰老的痕迹，长时间后不太喜欢参与社会交往，产生自卑的心理。

二、美丽有方

1. 如何矫正

可以选择进行手术或者非手术的方法解决。非手术方法通常采用注射肉毒素和胶原蛋白填充，但通常远期效果不佳，维持3～6个月的时间。手术治疗在很大程度上针对产生皱纹的肌肉和松弛的皮肤进行有效的处理，维持时间比较长，效果确切。

2. 可采用的手术方法选择

可以采用多点小切口或冠状大切口进行处理，都能达到明显的效果，但各有其适应证，对组织不同程度的损伤以及恢复的时间也不尽相同。冠状大切口去除额纹一般宜针对年纪在55岁以上，额部皱纹深而长的女性。小切口的方法适合年纪在50岁以下的女性，额部皱纹浅而密的情况，对组织创伤很小，恢复很快，只需要3个很小的切口，每个切口的长度在3毫米左右，不用去除多余松弛的皮肤，皮肤会自然回弹和收缩，也不用去掉头发，手术后切口痕迹几乎看不见。

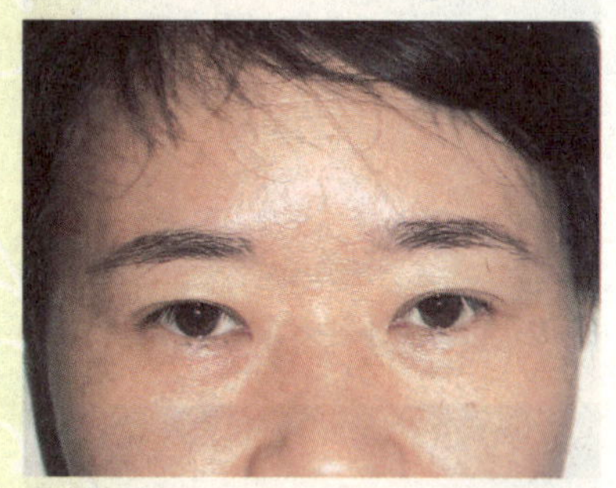

图10-3 额纹除皱手术前

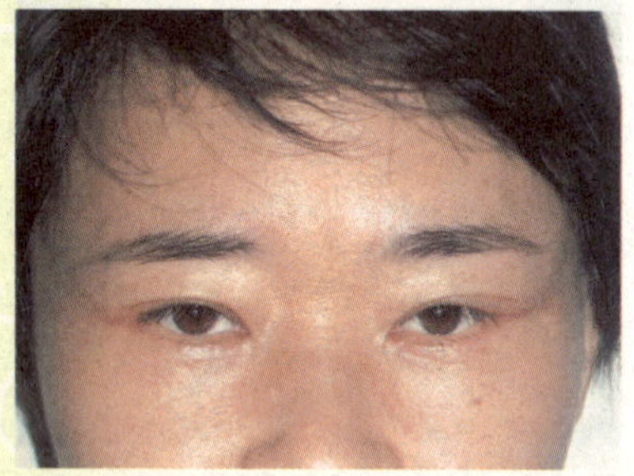

图10-4 额纹除皱手术后4个月

3. 改善后的变化

额纹消失，额部皮肤紧凑，眉毛上提。

4. 手术时间

2个小时左右。

5. 麻醉方式

局麻或全麻。

6. 哪些人不宜接受手术

糖尿病、高血压、心脏病等患者不能接受手术。长期服用阿司匹林等水杨酸类药物的患者至少停药15天后方可接受手术。

7. 手术后的护理

手术后额部用纱布包扎3天左右，头皮内放置引流管，需要住院3～5天。常规使用静脉输液预防感染，第3天打开包扎的敷料换药，拔出引流管。第4天后可以对额部进行物理治疗，用红外线烤灯照射促进手术部位水肿的吸收和消散。也可在手术后即日服用促进水肿吸收的药物。

8. 手术后反应

手术后额部可能出现比较明显的水肿，面颊部也会出现较轻微的水肿。面部、眼眶附近的瘀血和青紫可能会因为负压引流管的放置而程度很轻微。少部分人会在手术后当晚和第2天出现轻度恶心、呕吐的情况，持续的时间不会超过第3天。

9. 拆线时间

一般手术后7天拆线。冠状切口要分两次拆完，第一次间断拆线。

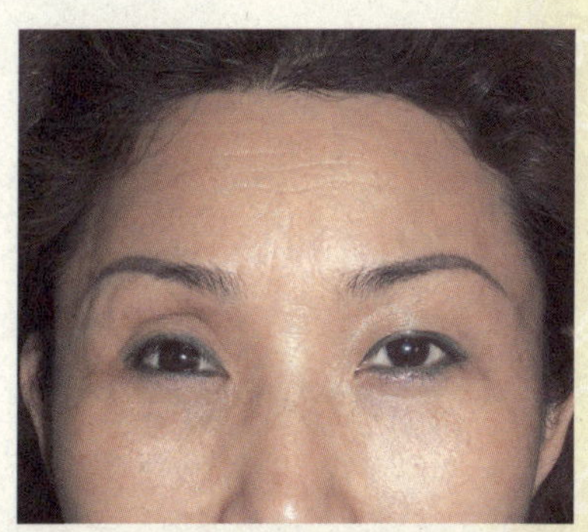

图10-5 额纹除皱手术前

10. 瘢痕恢复时间

冠状切口的痕迹恢复时间比较长，一般需要3～6个月的时间恢复成细线状痕迹。小切口的痕迹在拆线后几乎就不明显，成点状瘢痕愈合。

11. 形态完全恢复时间

手术部位水肿的吸收是一个渐进的过程，早期的水肿吸收一般在20天左右就恢复到不太明显的程度，额部皮肤发亮，皱纹完全消失。在3个月后，水肿几乎完全吸收，额部皮肤恢复自然的光泽，部分深皱纹的痕迹会隐约存在，但不会随表情的变化而加深。原来的细小皱纹完全消失。

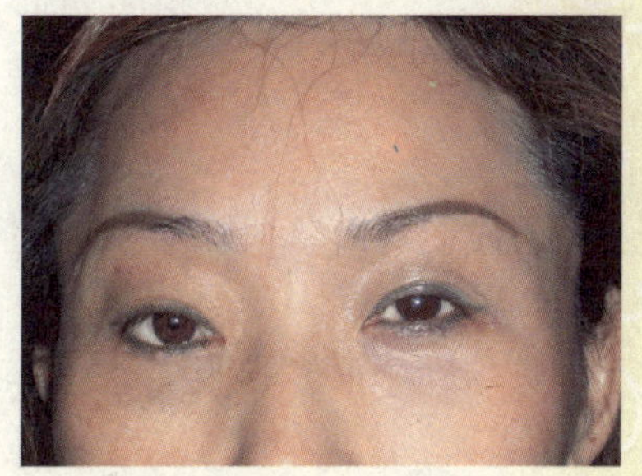

图10-6 额纹除皱手术后3年

12. 可能出现的不良情况

冠状大切口皱纹的脱发、瘢痕明显、表皮水疱、眼眶瘀血、青紫等是比较常见的不良情况，但小切口除皱这样的情况比较少见。

13. 维持时间

一般在手术后维持5年以上，具体时间可能会因为个体差异而不同。

14. 可否再次手术

冠状大切口由于在初次手术时对手术区域的损伤明显甚于小切口，再次进行大切口手术的可能性大大低于小切口手术。在大切口手术若干年后再次出现皱纹，可以首选小切口除皱的方法再次进行手术。年纪较轻的女性除皱首选小切口除皱，为以后的再次手术解决皱纹留有一定的余地，同时也避免了大切口术后对额部和头皮组织的很大程度的损伤。

三、心情故事

我选择，我快乐——给准备做除皱手术的朋友

我做全颜面小切口除皱已经快一个半月了。心里一直想写一篇关于除皱的文章，因为无论是通过网络还是通过熟人或者医生，我们得到的信息总是很少或者很片面。选医生或者选术式真的是太难了。幸运的是我选对了！先说说不同的术式吧。

如果在网络上搜寻除皱术，或者拉皮术，你会发现有如下几种除皱术比较流行。

1. 传统的大切口除皱，就是那种头皮整个切开，甚至刀口要经过耳前的术式。这样的除皱术因为剥离面很大据说是效果最彻底的。住院的时候我见过一个做这种除皱术的。头上的缝线真的好像一个发带，贯穿整个头部。那效果是相当的恐怖，看得我的头皮都是麻麻的（其实我是在做完手术以后才看到她的，就是不看她，我的头皮也是麻麻的。这个是后话，以后我会说的）。这种大切口适合皱纹比较深的奶奶级美女。毕

竟是挨了一大刀啊，怎么也要皱纹一大把才物有所值吧。

2. 筋膜悬吊。这种手术也叫午间除皱，据说在欧美很流行。在网络上被神话得不得了。曾经一度我也被诱惑得想去做了。但是听好几个人对我讲术后只能保持2～3年，所以我当然放弃了。现在想想只在脸部筋膜层上吊几根线而把脸拉上去，那么多余出来的肌肉、皮肤不是还在吗？早晚还不得以皱纹或者赘肉的形式出现？

3. 电波拉皮。电波拉皮被某影星忽悠得好像不用开刀，不用受罪就能轻松恢复年轻。好多美容院都进了电波机准备大赚一笔。但是我在一个台湾的整容论坛上看到的信息是：电波拉皮的效果因人而异，它比较适合25～35岁的熟女。如果皮肤已经出现下垂、松弛，这是不可逆转的，电波拉皮根本不管用。而且，电波拉皮的价格好贵啊，就算能作用在我的脸上，就算它有最好的保质期也不过2年吧？唉！如果非要2年做一个疗程，一个疗程上万的话，那我是给自己打工啊？还是给美容院打工啊？所以也只好放弃。

4. 小切口除皱。小切口除皱就是我做的这种。这种手术最适合年龄不是很大的妈妈级美女。因为这个时候我们的皮肤已经松弛，任何化妆品都无法根本消除脸部出现的皱纹和下面部出现的赘肉，而这时我们又不是太老，不必大动干戈。如果能够把松弛下来的皮肤拉上去一些，再紧一下，我们就可以重新青春亮丽了。

小切口，顾名思义就是切口很小。小到什么程度呢？杜大夫的小切口，他说是7个，可我数着是6个。不知道是他忘了呢？还是这个切口太小了以至于没拆线就长好了，反正是6个。它们分别位于太阳穴两侧各一个，和眉毛中心点对应的发迹线里各一个，发迹线中间点一个，最后一个在头顶上。这6个切口中除了太阳穴两侧的切口比较大一点（差不多5厘米），其他4个切口不过1厘米长，而且刀口似乎也很浅。尤其是发迹线上的3个切口在我出院的时候已经都快看不出来了。

这种小切口除皱就是把我们出现问题的中下面部皮肤以及皮肤下的筋膜拉紧、悬吊，然后折叠固定在切口处。因为手术中筋膜被强力线悬吊，而且拉升上来的多余的皮肤和筋膜都已经折叠了，我想效果应该是很持久的。

不过即使是小切口，不同的医生也有不同的方法。我不是医生，无权评价谁的医术高，谁的医术差，但是我确实看过别的医生做的小切口除皱，效果不太好，还没有消肿脸已经松得让你怀疑医生到底给没给提拉了？

5. 打针、填充 那些都治标不治本，我也就不多说了。

选完适合自己的除皱方法，再说下我选医生的经过吧：除皱术毕竟不是一个门诊手术，而且这个可是面子工程。所以我们只能尽可能地选择最安全和最好的。下面是几个选择：

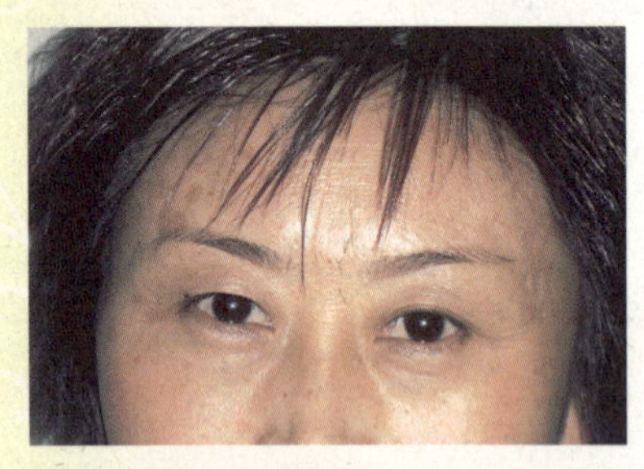
图10-7 额纹除皱手术前

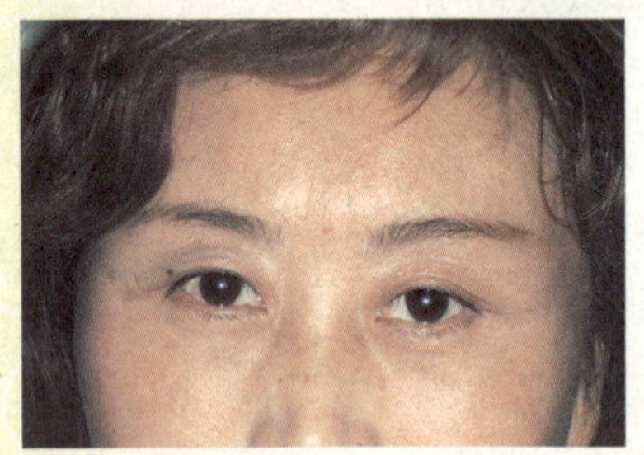
图10-8 额纹除皱手术后2年

1. 私人性质的美容整形医院。这样的地方我去过两家，一个是某美容院。一个是一家外国整形医院。接待我的都是咨询员而不是持刀医生。这样的咨询问了也白问。现实生活中，我们被人忽悠的还少啊？而且好多这样的医院都是外请医生，所以不光价格高，而且个人感觉可信度也有问题。所以放弃。

2. 名医开的私人整形医院。这样的我也去了两家。一家据说是个很有名气的医生，为多名明星整过。不过那个医生建议我在做除皱的同时做双眼皮和提眉。当时我对他说我不想做双眼皮。那个医生的理由是，人随着衰老眼皮会耷拉下来，重新做个双眼皮人会精神许多，漂亮许多。我同意这个说法，但是我才40岁，我的眼睛还没老到耷拉下来呢。可他居然替我想象了一下20多年后如果我能有一双年轻美丽的大眼睛，我的孙宝宝该有多骄傲，多自豪。

我家小女才8岁啊！我可不想为了取悦她那八竿子都打不着的宝宝挨刀子。而且他的手术费出奇得高，这3项加一起要好几万。

第二家我造访过的名医是个非常令人尊重的整容界的元老，但是考虑到除皱术是一个比较大的手术，考虑到术中和术后的手术安全问题，那种小型的整容医院，我也只能放弃了。

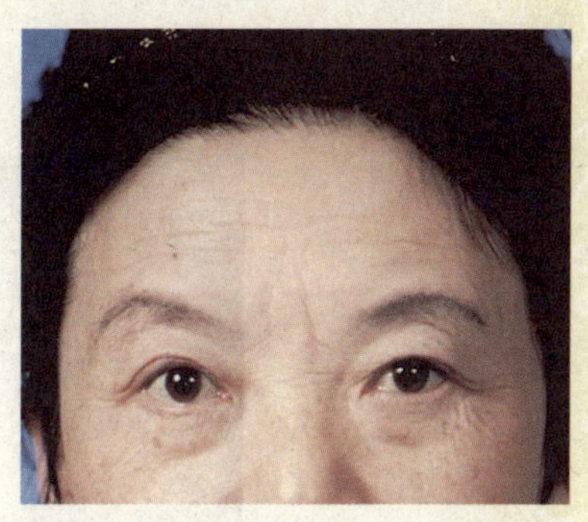

图10-9 额纹除皱手术前

3. 国家正规整形医院。北京这样的医院不少。我个人认为这样的医院应该是我们的首选。不过坦白地讲我并没有挨家走访，而是直接找了杜大夫。杜大夫所在的整形医院是一家正规的军队整形医院。这样的医院手术设施，对付手术意外的应急措施都应该没有问题。这点我很看重，也很信任。第二，医生的医术。从网站上我了解到，杜大夫是整形专业的科班出身，而且搞整形已经10多年，并且成果颇多。他尤其擅长小切口除皱，手术理念以及术式非常适合我。第三，我是通过网络了解杜大夫的。先是看了杜大夫的个人网站，再全面搜索看有没有相关的负面报道。结果令我很满意。

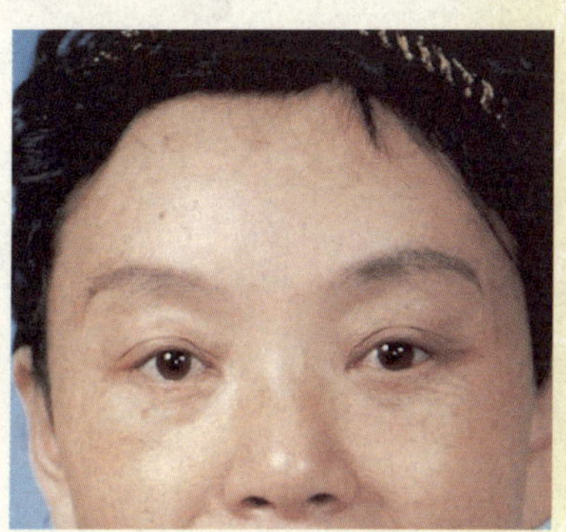

图10-10 额纹除皱手术后3年

说说手术后的改善吧。

我是1月23号做的手术，到今天已经一个半月了。现在的我鼻唇沟变浅了，下巴也尖了好多。以前老想去瘦脸，现在看来还真不太需要了。眼角有微微地上扬，但不夸张，显得年轻。鱼尾纹肯定没有了，因为我做的是全脸，当然抬头纹、川字纹也没有了。皮肤因为拉过了所以很紧致，也显得细腻和光滑了。总的来说人确实显得年轻了，最重要的是显得精神了。不过听人说，除皱术要至少3个月才能完全消肿和伏贴，到时候会更好，所以我还在等待，等待更美好的蜕变。

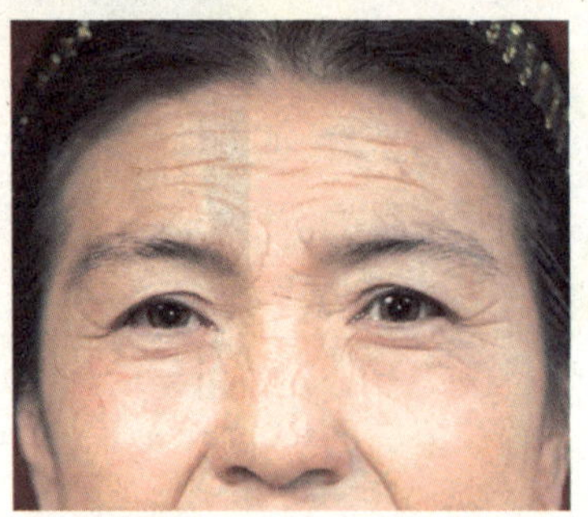

图10-11 额纹除皱手术前

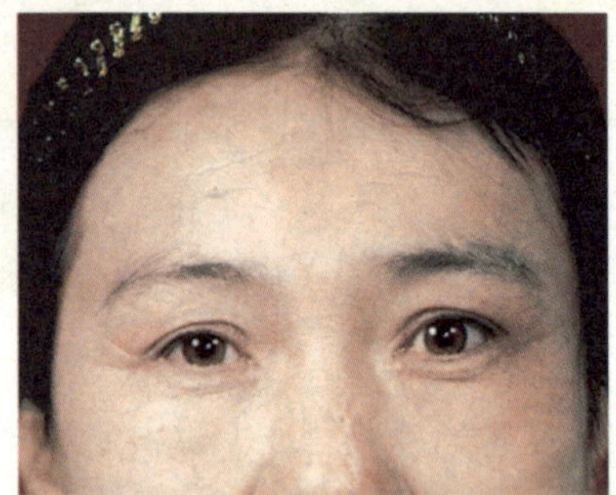

图10-12 额纹除皱手术后2年

第十一章 川字纹

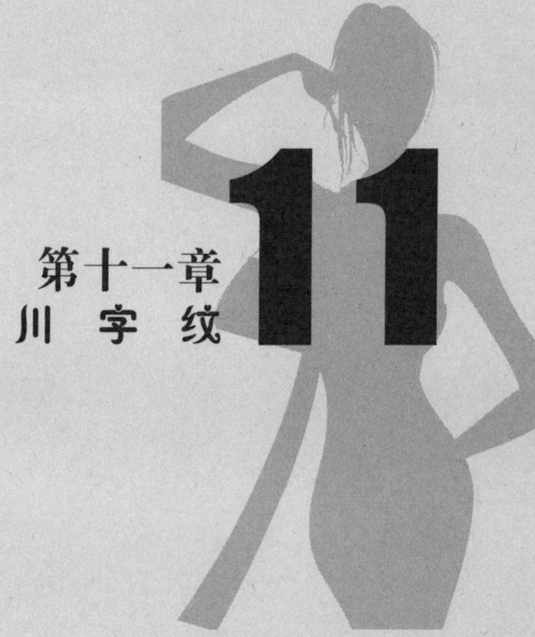

一、一目了然

1. 开始出现的年龄

一般开始出现在35岁左右，出现后会逐渐加深和加长。

2. 表现形式

开始是浅浅的、若有若无的细线形痕迹，多有皱眉头的习惯。在眉间出现2～3条纵行的纹路，随皱眉而加深，随着程度的不断加重，在没有面部表情动作发生时依然有皱纹痕迹存在，在皱眉时纹路深度更深。

3. 对面容和神态的影响

在川字纹出现后，给人眉头紧锁、心事重重、心结难开的感觉。

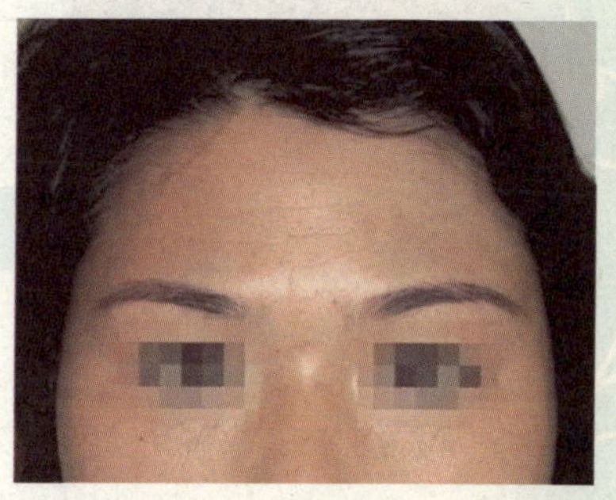

图11-1 川字纹手术前

二、美丽有方

1. 如何矫正

可以通过注射的方法短暂缓解皱纹的存在或程度，一般不能维持很长的时间，通常需要经常注射，长期注射难于坚持，费用也不菲。通过局部手术的方法可以进行比较彻底地消除皱纹，效果维持时间比较长，手术后痕迹不明显。

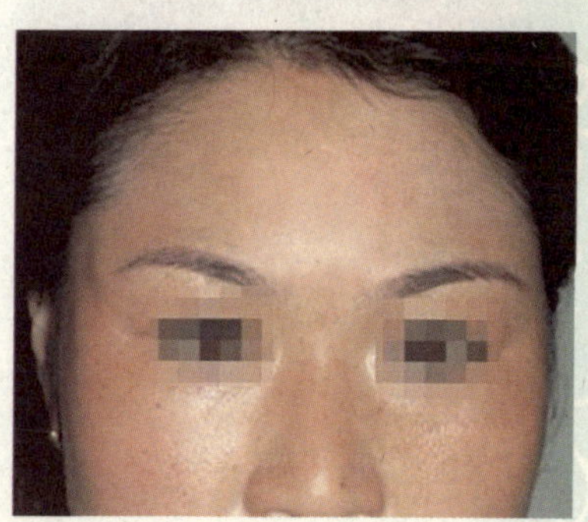

图11-2 川字纹手术后1年

2. 可采用的手术选择

一般采用经眉头部小切口对引起川字纹的肌肉进行处理，减低或完全消除肌肉的收缩运动（本方法为作者独创，确实有效），从而皱纹不再出现。或在皱纹皮下进行脂肪组织填充，往往用眼部手术除去的脂肪组织填充效果最好，组织很容易成活，皱纹不再出现的几率较大。脂肪注射的方法不太可取，容易导致脂肪注射后的脂肪组织无控制地生长，产生局部的突起，从而形成新的形态异常而需要进行再次手术修整。

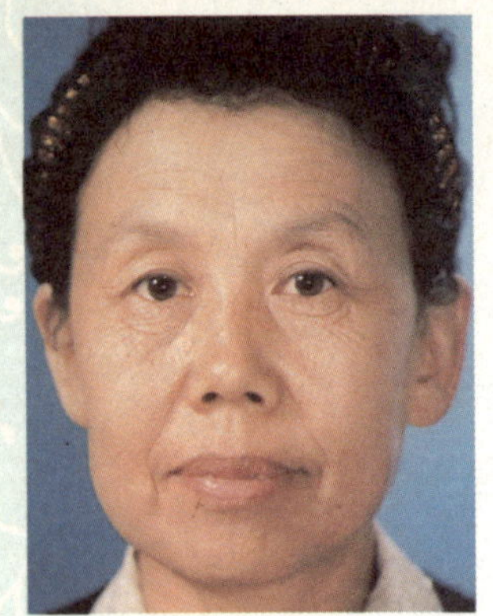

图11-3 川字纹手术前

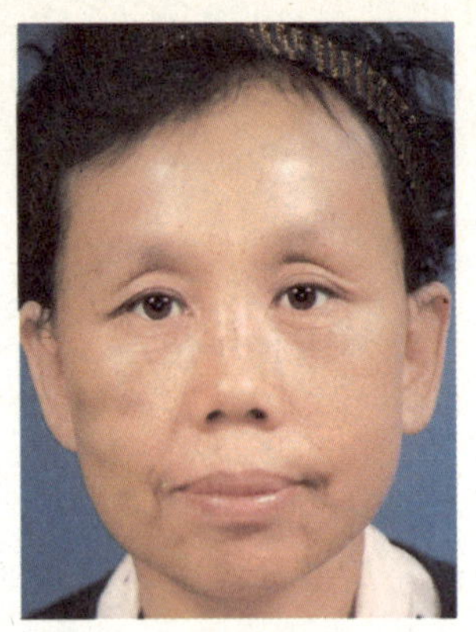

图11-4 川字纹手术后3年

3.改善后的变化

眉间皱纹消失，局部平整，皱眉动作时川字纹很浅或消失。

4.手术时间

1小时。

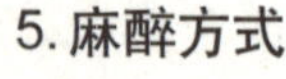

5.麻醉方式

局麻。

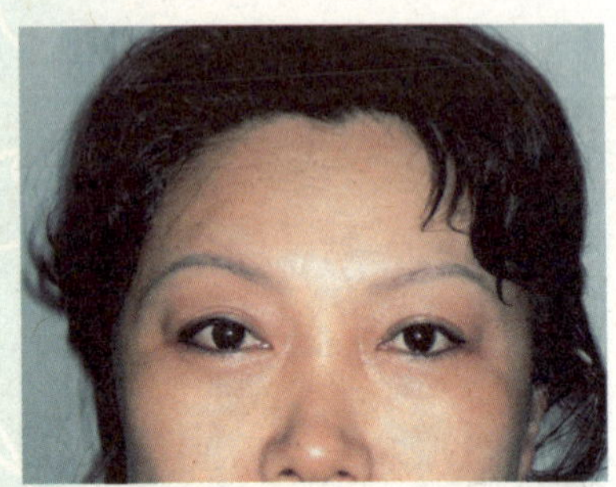

图11-5 川字纹手术前

6.哪些人不宜接受手术

糖尿病、高血压、心脏病等患者不能接受手术。长期服用阿司匹林等水杨酸类药物的患者至少停药15天后方可接受手术。

7.手术后的护理

换药1～2次，保持局部清洁干燥，尽量少做皱眉的动作，减少肌肉再次粘连。

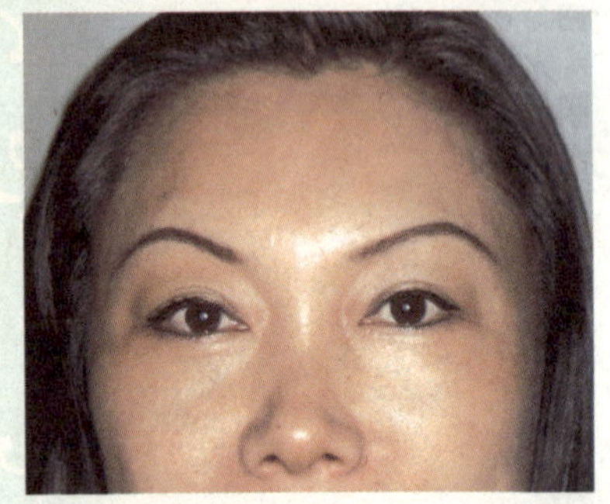

图11-6 川字纹手术后2年

8.手术后反应

局部肿胀比较明显，但范围不会很大，仅仅局限在眉心附近的区域，部分人会出现眼角皮肤的水肿，但消肿很快，一般第3天就开始消肿。瘀血、青紫的反应不明显，也很少见。

9.拆线时间

5天拆线。

10.瘢痕恢复时间

瘢痕在眉毛边缘或眉毛中，由于眉毛的掩盖，痕迹很不明显。

11.形态完全恢复时间

水肿的吸收需要10天左右基本就不太明显了，皱纹在手术后早期由于组织肿胀肯定不显，但是手术效果在2个月以后将完全显示出来。

12.可能出现的不良情况

血肿、皮肤青紫、瘀血等是比较少见的不良情况，仍可恢复。

13.维持时间

一般维持5年左右。

14.可否再次手术

皱纹再次出现后可以根据身体情况再次进行手术。

三、相关问题解答

问题一：切眉可以去掉川字纹吗？

请问什么是切眉？它的主要作用是什么？能去除鱼尾纹，抬头纹和川字纹吗？

答复：

我们通常所说的切眉有两种情况，一种是眉形不好看，眉毛的部位有很多瘢痕组织，需要完全切除待愈合好后通过文眉的方法重新文出一对外形好看的眉形。但更多的情况是上眼皮松弛，在眉毛下做切口取出一部分松弛多余的皮肤，恢复上睑紧凑的外观。鱼尾纹、抬头纹和川字纹可以同时跟眉毛手术一起做。

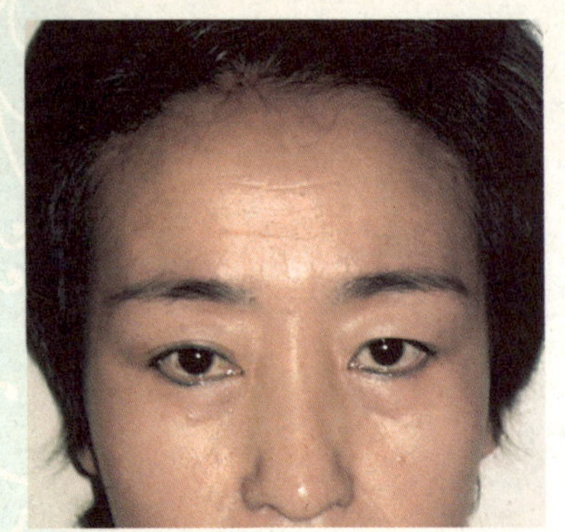
图11-7 川字纹手术前

问题二：川字纹的解决方法是什么？

我让您给我做了小切口除皱和切眉手术，脸上的皱纹全部扫光，就是川字纹没有得到完全清除，我若想彻底解决川字纹，采用什么办法最妥？

答复：

最好采用眉头边缘的切口，将皱眉肌部分除去，减轻皱纹形成和维持的肌肉动力。效果还不错，但还是很难完全去除程度很重的川字纹。

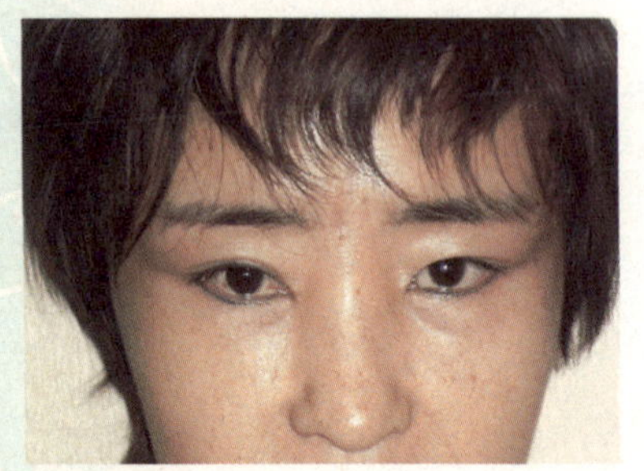
图11-8 川字纹手术后6个月

问题三：做川字纹手术是小切口还是大切口？

我今年45岁，川字纹很重的，想通过全面部除皱术一并将川字纹除去，我应该选择小切口还是大切口除皱术？

答复：

针对你的年龄状况和需要改善的情况，通常我们是选择多点小切口的方法进行手术，除皱同时进行川字纹去除，可以在达到要求的前提下将组织创伤的程度减到最小，可以很快地恢复，在恢复期或手术后没有手术的痕迹，这就是这种方法和大切口除皱最本质的区别。

问题四：填充川字纹的组织会吸收吗？

眉间川字纹填充（自体脂肪）后，凸起部位能吸收吗？如果能吸收的话，大约需要多长时间？

答复：

你目前的凸起主要是肿胀引起的，脂肪的吸收后不会形成比较明显的凸起。一般在1个月左右就比较平整了。

问题五：做川字纹手术的细节问题？

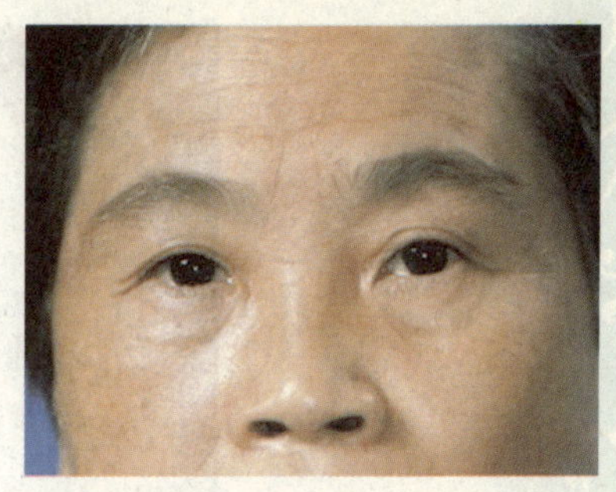

图11-9 川字纹手术前

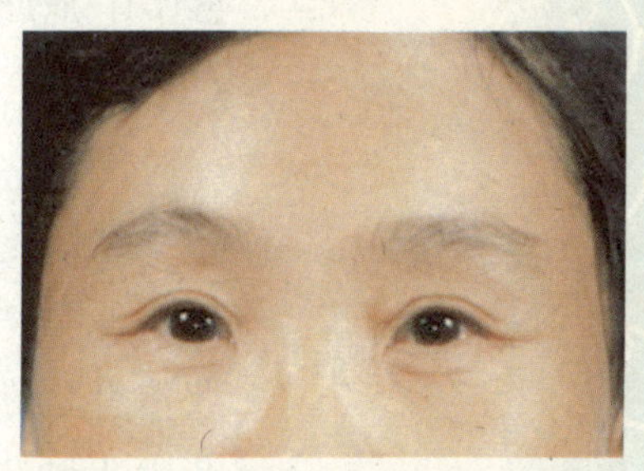

图11-10 川字纹手术后10个月

我眉间纹很深，深深的三道，即使没表情时也这样。注射过肉毒素，效果不明显，只能做手术去除吗？从哪切口？住院多久？恢复时间有多久？

答复：

你眉间的川字纹可以通过手术进行很好的解决，在眉头做切口，对引起皱纹的肌肉进行处理，手术后肌肉收缩力减弱，痕迹会因此而明显变浅或消失。不需要住院，2周后就恢复得很好了。

问题六：川字纹手术后会留痕迹吗？

我是外地的，41岁。我是20多天前在本地医院打的肉毒素，到目前为止，三四道又宽又深的眉间纹略有一点点微小的改善，我都不愿照镜子看，急切想把它去掉。何时做合适？眉头会留瘢痕吗？

答复：

通过手术，可以在很大程度上解决川字纹的问题，痕迹很明显的川字纹，手术只能对皱眉时的皱纹进行改善，不能完全消除痕迹，因为死皱纹是难于彻底消除的。从眉头那里做手术后的痕迹是不会明显的，几乎没有痕迹。

问题七：川字纹是手术好还是填充好？

听人讲有一种叫“爱贝芙”的产品，可对“川字眉”进行填充，以您的临床经验，手术根除还是注射这种“爱贝芙”好？还有人讲：现在有一种可以填充的东西放在川字纹处，和填充鼻梁一样，是真的吗？哪种方法最好呢？

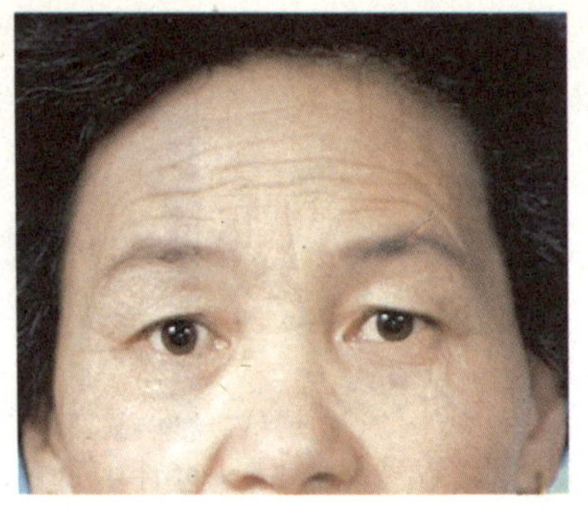
图11-11 川字纹手术前

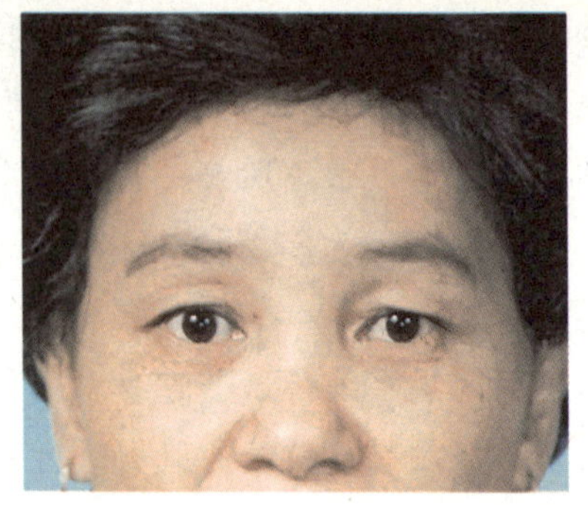
图11-12 川字纹手术后4年

答复：

你好！

没有关系，说清楚了就可以了。川字纹主要是由于皱眉肌长期反复收缩引起的，仅仅通过填充的方法是不能根本解决的，还需要通过手术的方法把引起皱纹的肌肉打断或去除，才能从根本上解决问题的。至于"爱贝芙"的效果如何，因为我没有使用过，没有这方面的经验，做一般的组织填充应该可以的，但对皱纹，尤其是动力性皱纹（肌肉引起），肯定是不行的，用垫鼻梁的材料来解决皱纹也不行，必须处理肌肉。

四、心情故事

我是一个对季节变化非常敏感的人，人生季节的变化更让我心惊胆寒。欧阳修在《秋声赋》里说过，草木无情，有时飘零，春生秋实，过盛当杀是自然规律，但是人还有内在的摧败零落的力量，这就是"百忧感其心，万事劳其形，思其力之所不及，忧其智之所不能"。多愁善感的我认为，人生最不堪的境遇是英雄暮年，美人颜老。10年前我33岁，正是这样的恐惧感让我成了当时整容敢死队中的一员，我只看哪个广告打得最大，吹得最神我就去找谁。

两年下来，所有的手术都以失败告终，眼睛和鼻子反复修过3次，由于上下眼皮切得太多，当时我的样子是黑眼球在环型的眼睛内四面不挨，再加上一个像牛一样的假鼻子，上中学时外号是林黛玉的我居然成了这样一脸凶相。鼻子的假体抽出了，可是眼睛没法恢复，额头也出现了几条细纹，我几乎跑遍了京城所有的整容医院，当时是国防科工委黄寺医院的丁院长帮我解决了问题，他在我太阳穴的发际内做了个小切口拉皮，眼睛的形状不是那么圆了，额部的一个小切口让我的额头再也没有生皱纹，我看上去一直比同龄人小10岁。

桃李春风一杯酒，江湖夜雨十年灯。似水流年，10年转瞬即逝，今年我43岁了，下半部脸有些松弛了，2007年的最后2天，杜主任为我做了下半部脸除皱，今天是术后第8天，也是出院第2天，这次手术让我有了一个意外的收获。我本来是打算做耳前切口的大拉皮，但是这10年来他们的技术在不断的进步，现在不用在耳前留疤，更不用剪掉一根头发，只是在耳上的发际内切口，就让我腮部下垂的方形脸变成了瓜子脸（是西瓜籽不是葵花籽，因为我的颧弓有点宽）。手术后伤口的负压装置也是10年前我没看见的，如果不是引流出30毫升的渗血，不敢想我的脸会肿成什么样子，可见这些医务工作者们没有停止过技术改进。

第十二章 中下面部松弛

12

一、一目了然

1. 开始出现的年龄

一般在二十七八岁以后就开始出现可以感觉的松弛，下面部变宽，一旦出现，会随着年龄的增加而逐渐明显。

2. 表现形式

眼睛连线的平面出现皮肤及深层组织松弛、下垂，自己用手向上推移脸部皮肤会出现比较明显的组织移动，用手触及腮部、颊部组织柔软，张力较低。

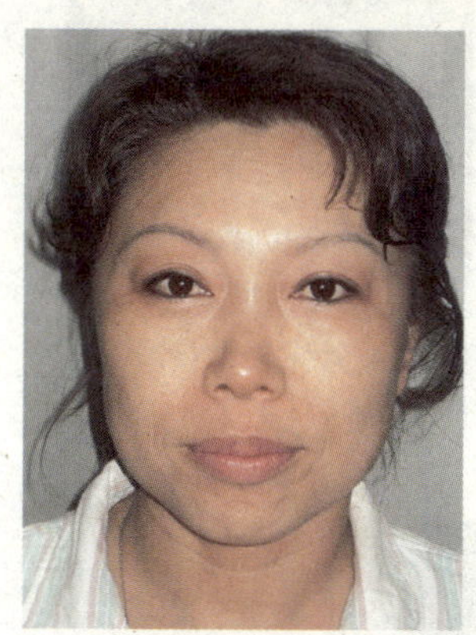

图12-1 中下面部松弛，额部除皱术前

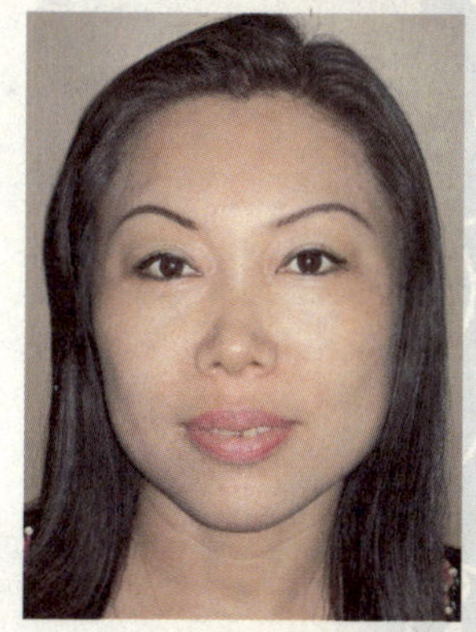

图12-2 中下面部松弛，额部除皱术后3年

3. 对面容和神态的影响

中下面部组织张力降低、松弛，下半脸变宽，腮部及下颌缘部软组织轮廓曲线不流畅，有波浪感，鼻唇沟加深，给人衰老沧桑的感觉。

二、美丽有方

1. 如何矫正

将松弛下垂的组织和皮肤进行提升固定，缩小松弛的面部组织，转移多余松弛的皮肤到发际区域而不显，在实现手术效果的前提下保持手术切口的隐秘。

2. 可采用的手术选择

经颞部发际边缘的中切口（4厘米）行中下面部提升和深层组织固定术。采用独特有效的悬吊技术，将皮下组织及比较深层的组织进行有

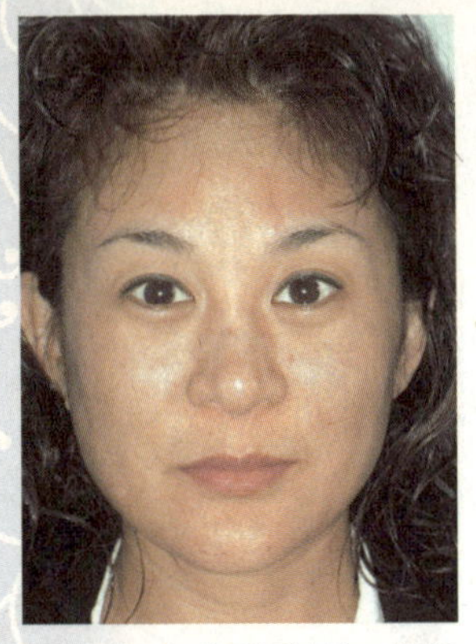

图12-3 中下面部松弛，额部除皱术前

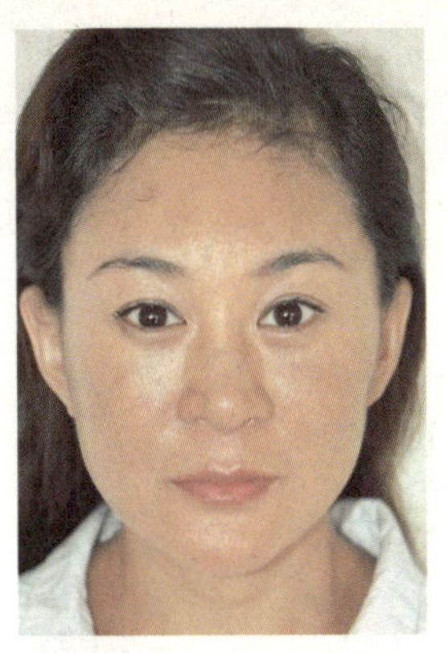

图12-4 中下面部松弛，额部除皱术后3年

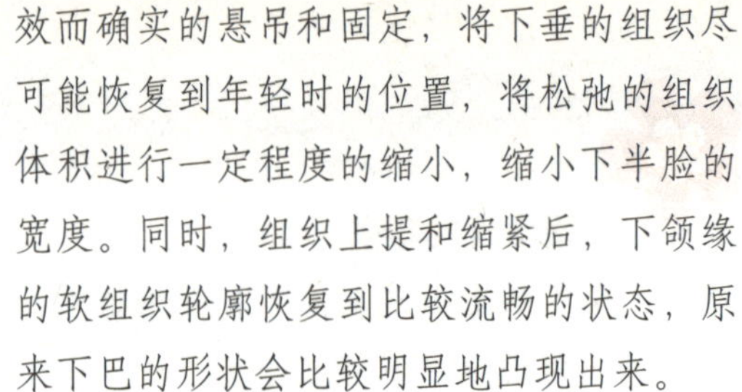

效而确实的悬吊和固定，将下垂的组织尽可能恢复到年轻时的位置，将松弛的组织体积进行一定程度的缩小，缩小下半脸的宽度。同时，组织上提和缩紧后，下颌缘的软组织轮廓恢复到比较流畅的状态，原来下巴的形状会比较明显地凸现出来。

3. 改善后的变化

下面部脸的宽度比较明显地变窄，下巴凸现，侧面下颌缘的软组织轮廓流畅并变得陡峭，用手触及面部的组织张力较高，自我感觉面部的张力比较明显。

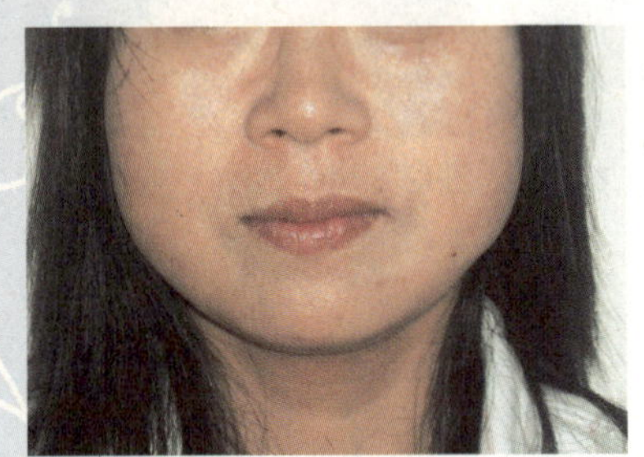

图12-5 中下面部松弛术前

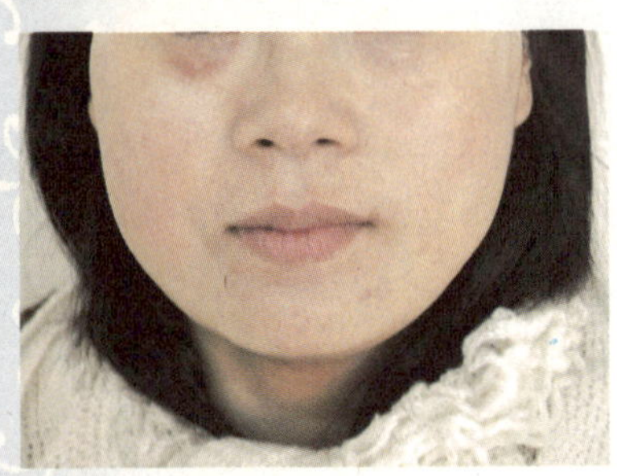

图12-6 中下面部松弛术后5个月

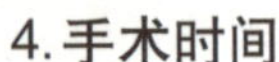

4. 手术时间

2小时左右。

5. 麻醉方式

局麻或全麻。

6. 哪些人不宜接受手术

高血压、青光眼、糖尿病等病人不能接受手术，长期服用阿司匹林等水杨酸类药物的人手术前要停药至少15天。

7. 手术后的护理

手术后需要头部包扎3天左右，切口部位进行引流，以减轻面部的淤青和促进组织肿胀的消散。3天后可以进行面部的红外线照射理疗，以促进面部组织肿胀的吸收和消散。同时可以口服促进消肿的药物，尽快缩短手术后的恢复时间。

8. 手术后的反应

手术部位和邻近部位肿胀会比较明显，但3天后即开始消肿，早期有极少人会出现一过性的呕吐现象，很少有淤青或血肿出现。

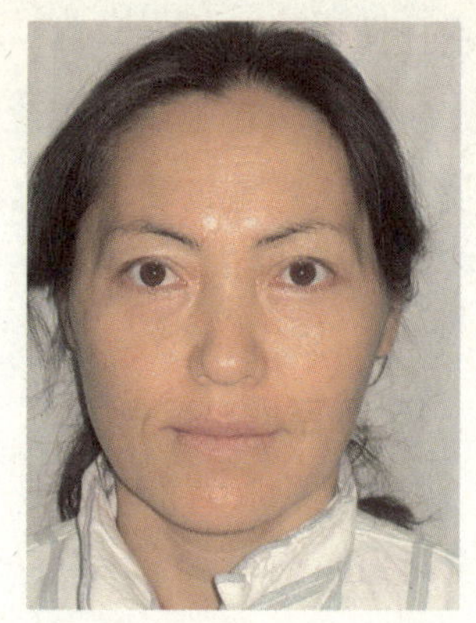
图12-7 中下面部松弛，额部除皱术前

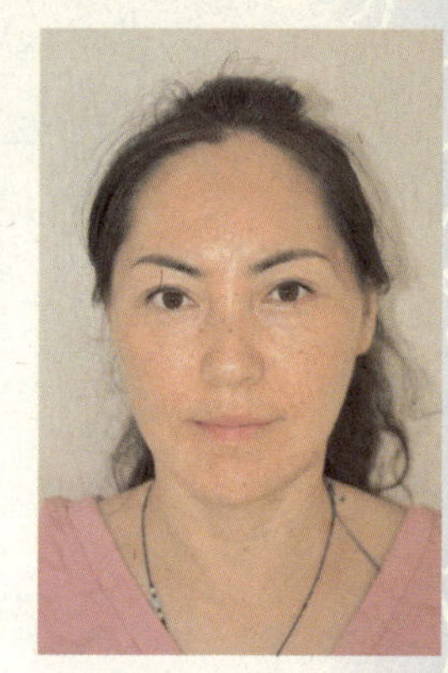
图12-8 中下面部松弛，额部除皱术后4年

9.饮食禁忌

早期（手术后1个月）禁烟酒，不宜食用不容易咀嚼的块状食物，会引起进食时的一定程度的颞部疼痛，但2个月后会逐渐消失。

10.恢复正常工作和生活的时间

一般在7天后肿胀就比较明显地消退，10天后痕迹不会明显，但还会给人脸部轻度发胖的感觉，外眼角轻度上挑，面部神情轻度不自然，细看可以看得出来。

11.拆线时间

7天拆线。

12.瘢痕恢复时间

在发际内的痕迹几乎不能被发现，瘢痕一般在2个月后就逐渐消失呈细线状。

13.形态完全恢复时间

需要2～3个月的时间完全显示出手术后的最佳状态，部分人可能恢复的时间比较长。

14.可能出现的不良情况

手术部位水肿的吸收是一个渐进的过程，早期的水肿吸收一般在20天左右就恢复到不太明显的程度，中下面部皮肤发亮。在3个月后，水肿几乎完全吸收，

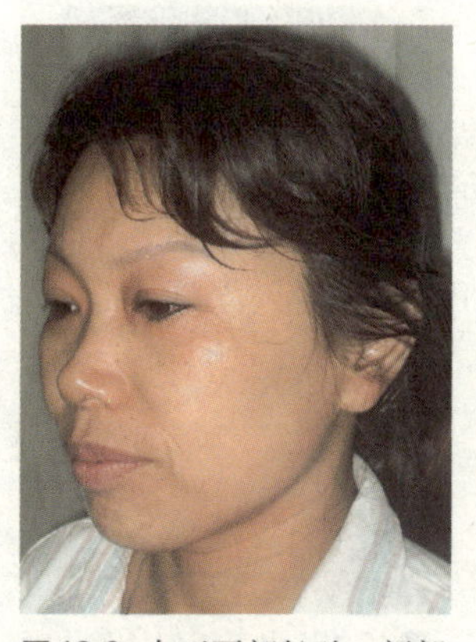
图12-9 中下面部松弛，额部除皱术前，左斜位

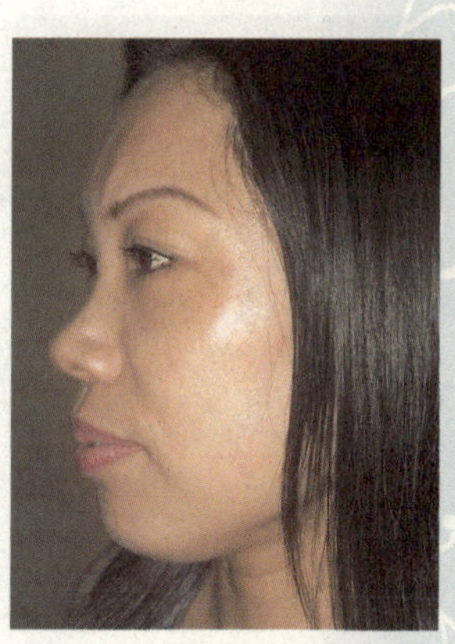
图12-10 中下面部松弛，额部除皱术后3年，左斜位

面部皮肤恢复自然的光泽。在颞部可能会出现小的凹坑，皮肤起堆，局部皮肤发硬，面部手术部位的组织摸起来有凹凸不平的感觉，早期会有轻度的皮肤感觉稍微迟钝的现象，3个月后会完全消失。

15. 维持时间

一般可以维持5年以上，具体维持情况因个人具体情况差异而不同。

16. 可否再次手术

在4年以后如出现效果消失，可以再次考虑进行同样的手术，手术本身对组织创伤不大。

三、相关问题解答

问题一：小切口除皱有什么样的风险?

你在文章里说手术的风险是：手术可能发生的并发症包括血肿（皮下血液聚集，可能需要去除）、感染和对麻醉的反应。医师在处理面部皮肤和皮下组织时，尽管可能是暂时的，也有损伤皮下组织的可能性。麻醉的反应是什么，麻烦你能给解释下吗？手术后还插导尿管吗？去皱的同时能去颊脂垫吗？

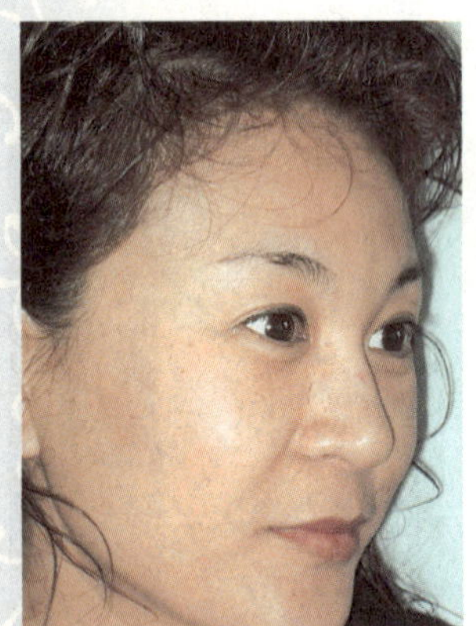

图12-11 中下面部松弛，额部除皱术前，右斜位

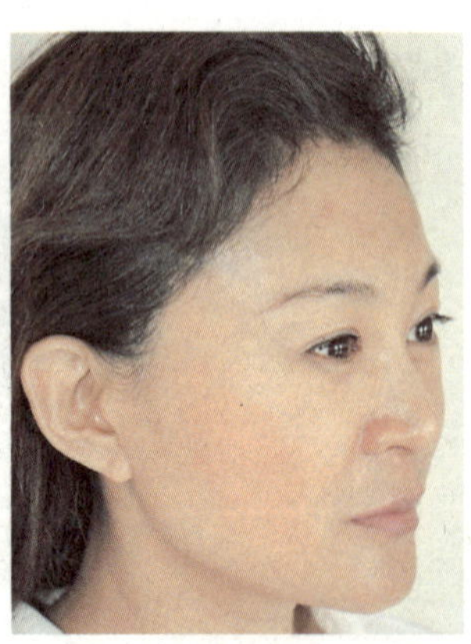

图12-12 中下面部松弛，额部除皱术后3年，右斜位

答复：

你所担心的问题在我的临床中，目前还没有出现，因为在我的手术方法的理念中，尽可能小的创伤，安全的操作层面和留有余地的操作，在不断的积累和完善，也并非匪夷所思，确实是贯穿在手术的细节中。血肿、感染的可能性很小，还不曾遇到。麻

醉也是很安全的方式，一般采用静脉复合麻醉。手术中一般不需要留置尿管。至于去不去颊脂肪垫，要看你的具体情况了，常规是不要去的。因为会加重面部的松弛和老化。

问题二：对小切口中下面部提升手术担心什么？

我今年40岁，面部的皮肤比较松弛，尤其是鼻唇沟很深（不笑的时候也能看出痕迹），很想做除皱手术。在网上很关注这方面的一些信息，有朋友给我介绍山东某医院的一个医生。我曾咨询过，他的方案是要做“拉皮手术”，从耳朵开始一直要到头顶发迹，听到这我很害怕，觉得伤口太大了，最重要的是担心头发会因手术的伤口而脱落，也怕留下瘢痕。看了您的“小切口除皱术”资料，虽然没有做，但消除了我的一些恐惧。很想知道，我这样的情况做几个切口？术后几天可以上班？关键是脸上很正常，外人看不出来？

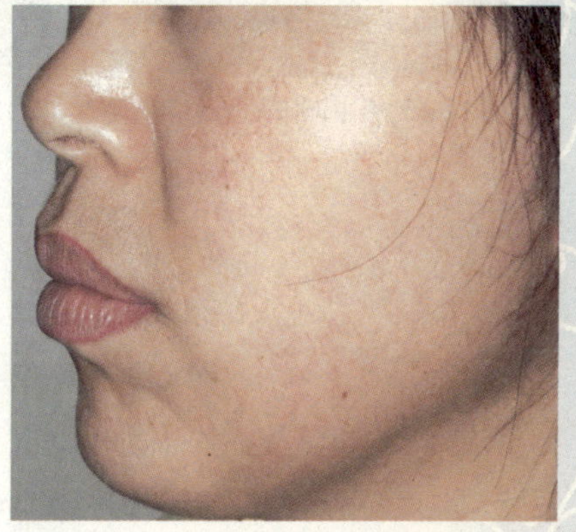

图12-13 中下面部松弛，下颌后缩术前，左斜位

答复：

在我网站里介绍的方法，主要是针对年龄比较轻，要求比较高的女性朋友的。手术的切口全部在头发里，不会在手术后有很多可见的痕迹的。一般有3～5个切口，手术后10天就可以上班了，不过那时看起来有点胖的感觉，其他的都看不出来的。因为我的主张是对皮肤切口无张力缝合，所以对于脱发的问题，你可以不必考虑了。我每年都要做这样的手术50多例，目前还没有这样的情况发生。这是事实，你可以相信。

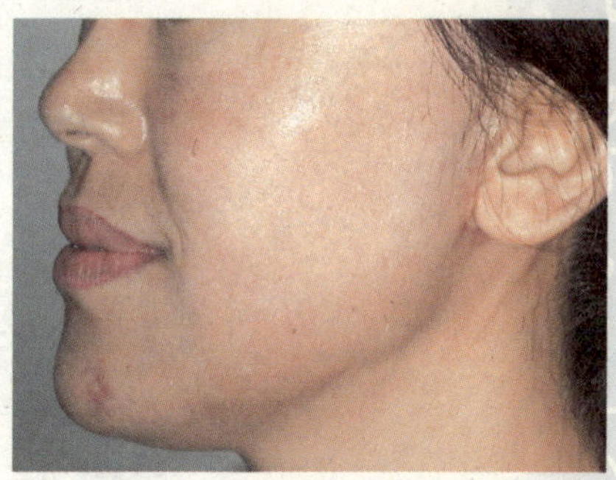

图12-14 中下面部松弛，下颌后缩术后1个月，左斜位

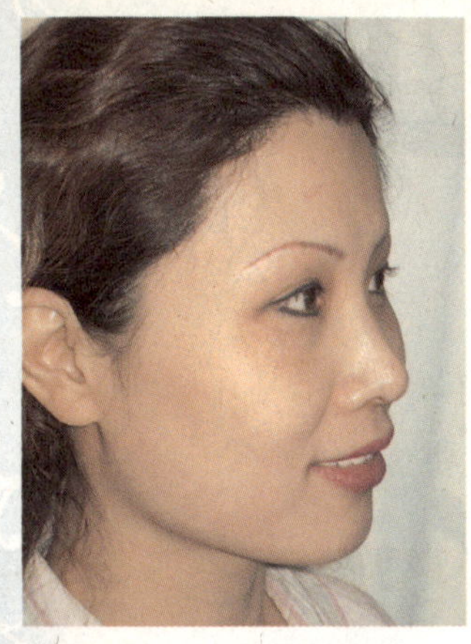

图12-15 中下面部松弛术前，右斜位

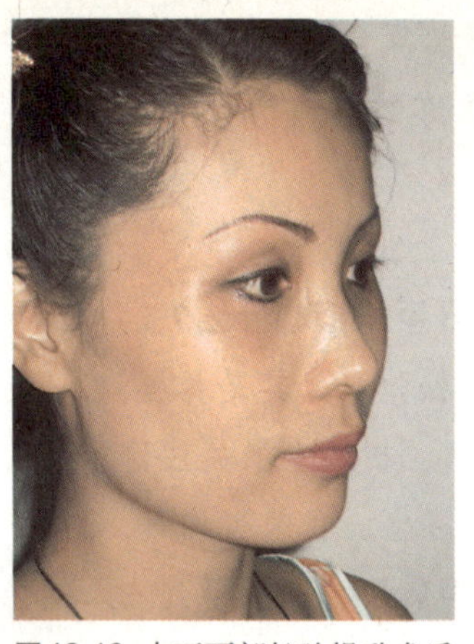

图12-16 中下面部松弛提升术后4年，右斜位

问题三：中下面部的轮廓该如何改善？

我面部松弛，虽然不胖，但是照相时发现松松垮垮的下巴，你的方法能很好地改变吗？通过小切口能很好地提升中下面部吗？我看过你的图，不是很明白，是通过颞部提升好还是通过去眼袋时提升效果好呢？

答复：

你的问题可以通过两种方法进行解决，也可以同时进行。眼袋手术的入路进行鼻唇沟的提升，也可以通过颞部切口进行鼻唇沟下垂组织的提升，要根据你的情况来决定手术方案和组合。面部组织的松垂主要是解决好面部软组织的松弛和下垂（这两个概念是不一样的，进而改变面部的轮廓，也就是改变你的面部松松垮垮的状态，包括下巴）。

问题四：大切口除皱和小切口除皱有什么区别？

在除皱方面，我的感觉是您主要是以小切口形式为主，对于年轻的人可能比较适合，但对于40岁左右，面下部比较松弛，鼻唇沟也比较深，这种方法还适合吗？曾经咨询过一个医生，他们建议从耳朵到颞部做切口，说效果要比小切口的好。可我又担心这样瘢痕比较长，从某种角度上来看，还是倾向小切口，但有担心小切口手术效果又不是很好。想再听听大夫您的建议！

答复：

你的情况在我看来应该适合做小切口的，我的方法是在综合了很多种拉皮手术方案的优缺点，并结合我自己的创新的技术，效果问题不用担心，我做了很多例这样的手术，还没有抱怨效果不好的。你们这样年龄段的女性，耳前切口不是最好的选择，不可以考虑的。切口是很小，但操作的方面和环节是很多的，当然难度也比较大，对软组织和肌肉都要处理的。

问题五：中下面部提升手术后有些什么样的反应？埋线悬吊拉皮的效果好吗？

拉皮手术做完脸会肿吗？不切掉一块皮肉的话，皮是如何上提的呀？我听说有种在头皮里埋线的做法，不知道是什么样的？您能做吗？哪种效果好啊？问这么多问题真是不好意思。

答复：

这样的手术肯定会肿的，不过肿胀的维持时间一般在3～7天，消肿很快，在手术后第3天以后，几乎一天一个样，如果再配合理疗，消肿的进度会更快的。在年龄比较小的拉皮女性，面部的皮肤弹性还不错，在上提的时候不用去皮，局部起堆的皮肤在拆线的时候基本就很平整了。因为皮肤有很好的回缩力和自身应力，就像女人生完小孩以后的肚皮一样，很快就自动回缩了。通过埋线悬吊的方法解决面部松弛的问题，在我看来，确实是一个创伤很小的方法，但不是很好的方法，多半是水平不高的医生采用的手段，也是为数不少的个体医疗机构用来忽悠人的一个方法。那确实是没有什么效果的。原理很简单，组织松弛后要从根本上解决，不能从表面上处理就完事。

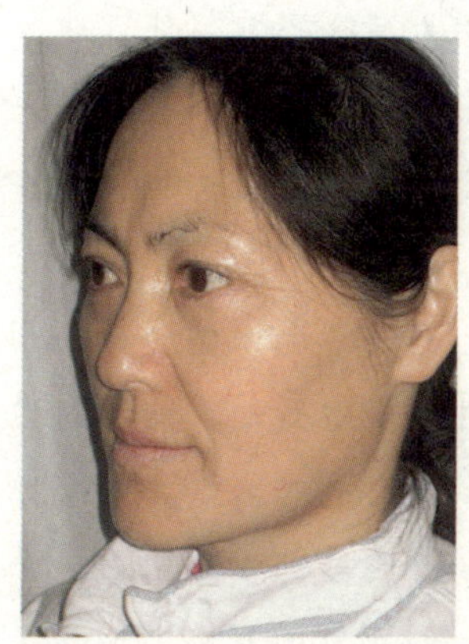

图12-17 中下面部松弛，额部除皱术前，左斜位

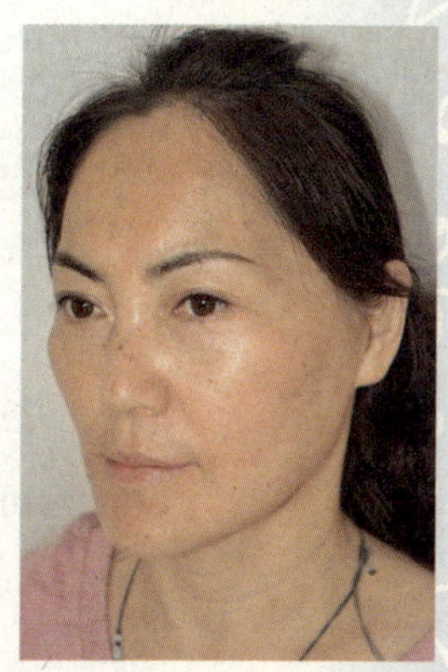

图12-18 中下面部松弛，额部除皱术后4年，左斜位

问题六：筋膜悬吊术到底为何物？

现在社会上和报纸美容广告上很流行的筋膜悬吊术与拉皮术，区别主要在哪里？您建议做哪个比较好？

答复：

现在媒体宣传最大的误区在于将一般常规手术的某一个环节断章取义地进行大肆宣传和渲染，混淆视听，让一些不明白原理的人们轻易相信他们所谓的高超技术。其实，他们宣传的都是手术过程其中的一个环节，还有更多更重要的环节需要很好地把握。他们不一定都掌握了，拉皮手术是一个系统工程，皮肤的问题、肌肉的问题、软组织松弛下垂、面部软组织轮廓生理曲线恢复的问题等都需要我们在每一个环节进行细致和巧妙地处理，怎一个筋膜悬吊就了得啊！

问题七：中下面部提升的效果如何？

我今年39岁，主要是面下部松弛，鼻唇沟又很深，看起来有45岁左右。比较悲观！还想确定一下，外地到京做除皱术需要住院多久？一个月能恢复到怎样的程度？瘢痕在哪个部位？外人能看出来吗？夏天做这个手术适合吗？另外，我这种情况适合小切口吗？感觉小切口的手术适合比较年轻的，那么你还采用怎样的方法，尤其是针对松弛程度大、年纪比较老的人？这种手术真能使人显得年轻吗？能保持多久？

答复：

你的情况很适合做小切口的除皱拉皮手术的，虽然松弛，但皮肤的弹性还是很好的，这样对拉皮手术后的外形软组织轮廓的恢复很有帮助的，是有利的因素。如果你只想解决中下面部的组织松弛，手术的切口只需要在颞部发际内做一个切口，手术后切口是看不出来的，通过对存在问题部位的肌肉、筋膜、皮肤进行有效的处理，恢复到比手术前的状态好很多的目标是完全可以实现的，经过我手术后的像你一样的年龄和情况的女性都满意而归，一般维持7～8年是没有问题的。需要住院5～7天。超过55岁以后的基本就不能用小切口的方法了，因为老化的情况太严重了。

问题八：去皱手术后表情还会自然吗？

去皱后是不是那部分肌肉就不参与表情变化了？比如眼角，笑时那里的肌肉就不再动？那样不是很不自然吗，拉皮是不是就类似于注射肉毒素的原理？我的一个朋友去皱后一个月了，说笑时眼角那里肌肉特别紧张，是没有恢复好的缘故吗？拉皮手术对皮肤的伤害很大吧，期望得到你的答复。

答复：

你所担心的问题在我这里还从来没有出现过，当然这是我们肯定考虑到了的情况，在年轻的基础上还要自然、生动，对吧？对皱纹的处理当然要彻底了，相当于长效肉毒素的效果。当然，效果也要自然了。我推崇的是小切口除皱和拉皮手术，对皮肤和软组织的创伤都非常小，切口的痕迹都不明显，这是很多爱美者喜欢接受的主要原因，效果也非常肯定的。

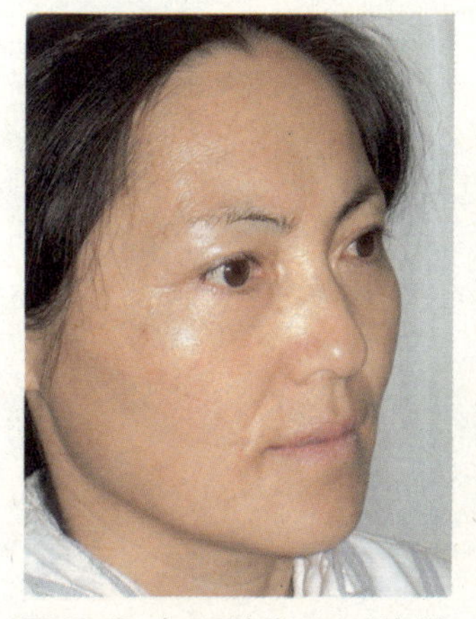

图12-19 中下面部松弛，额部除皱术前，右斜位

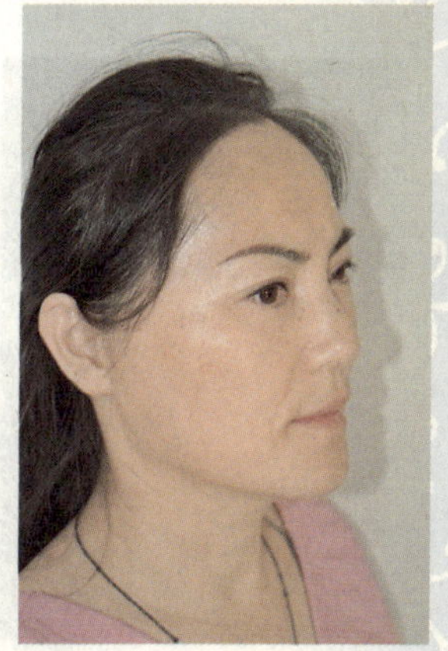

图12-20 中下面部松弛，额部除皱术后4年，右斜位

问题九：小切口除皱安全吗？

请问小切口除皱方法是哪种去皱方法，单纯除皱（仅做皮下剥离）、SMAS下除皱、骨膜下除皱、多层复合除皱等。我38岁，你的小切口是不是在里面要用异物，比如悬吊线什么的，它对身体有什么危害，长期使用，

还可以取出来吗？如果我对效果不满意还可以恢复原貌吗？

答复：

我在网站里推荐的小切口方法是多层复合除皱的手术方式，手术的目的是解决产生皱纹的肌肉收缩的动力传导，解决面部软组织松弛、下垂的问题，当然需要悬吊的手段来解决，线在体内长期留置不会有任何不好的影响的，这你可以完全放心了。如果对效果不满意，当然可以恢复到原来的状态的，因为对组织的干预只是改变了它们存在的位置，没有去除多余的组织。这也是我这种手术方法独到的地方，不会去头发的。你的年龄状态很适合采用这样的手术方法，效果确实不错的。

问题十：原来的除皱手术没有效果，还可以再做吗？

我2003年在你院曾做过小切口拉皮手术，有效果但不显著。现在我感到随年龄增长，虽然面部皱纹不太多，但面部皮肤下坠明显。我对传统的拉皮术有些恐惧，不知现在有无新技术，可不用整面脸剥离。很想做整容，使自己多保持几年年轻的面容。盼望解答。

答复：

你所提到的那种小切口和我目前采用的多点小切口的方法有很大的差别，主要是技术细节和手术理念不同。我的方法主要是在切口很小的情况下恢复面部的组织松弛，消除产生皱纹肌肉的动力传导。在外貌上恢复面部的生理曲线，使松弛的组织张力增加，不用全脸剥离。一般手术后保持的时间要看你手术前的基本情况，不能具体地说手术可以保持几年年轻的效果，

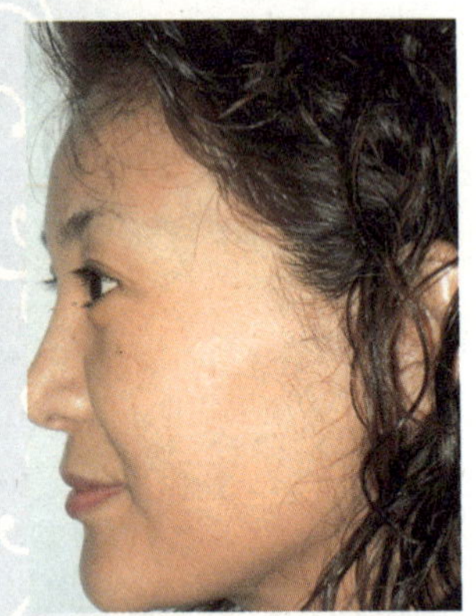

图12-21 中下面部松弛，额部除皱术前，左斜位

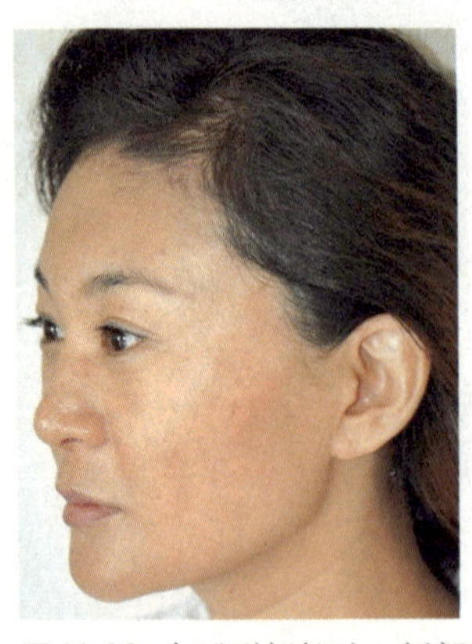

图12-22 中下面部松弛，额部除皱术后3年，左斜位

5～6年一般是没有问题。

问题十一：中下面部提升有几个刀口，大小如何？

关于颞侧位小拉皮手术，刀口有几个，刀口多长？刀口的位置在什么地方？要不要剃头发、去皮肤？是否头发里需要永久保留悬吊线？刚做完手术，刀口处可以用头发遮掩吗？如果不满意，可以还原吗？如果我只做眼袋手术，好像也可以改善鼻唇沟，不知有没有其他方案，不用做拉皮手术，也可以改善鼻唇沟呢？

答复：

适合于你的手术方法我在见面的时候给你讲了，基本就是那样的。颞部的刀口只有一个，每个只有3厘米，在颞部头发以内，看不出来的。手术时不用去头发，也不用去头皮的。用来悬吊的线是需要永久在组织里存在的，对人体没有任何不好，这你就放心了。如果效果不好，完全可以复原的，不过结果不会这样的，应该是很满意的，因为经验和技术是很有保障的。如果只做眼袋手术，对鼻唇沟的改善是很有限的，当然没有做拉皮手术那样的效果好和确切。

问题十二：小切口除皱到底适合多大年龄？

您的小切口除皱到底适合多大年龄，记得以前您说过50多岁也可做，怎么今天又看到您说适合30～45岁的人呢？我52岁能做小切口除皱手术吗？

答复：

小切口除皱手术的精髓是切口小、恢复快、没有手术痕迹。针对30～45岁主要因为面部组织松弛、皱纹细小的女性，但对于50岁以后的女性，如果皮肤松弛很厉害，深皱纹很多的情况，效果就会差一些。如果皮肤松弛不是很厉害，深皱纹不多，也可以用这样的方法进行解决。

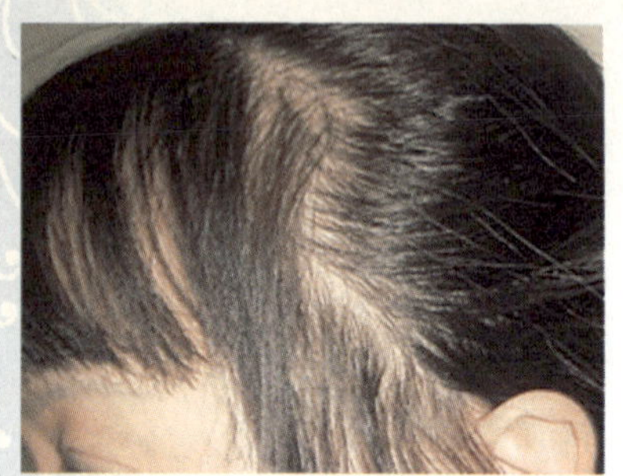
图12-23 发际内切口痕迹不显

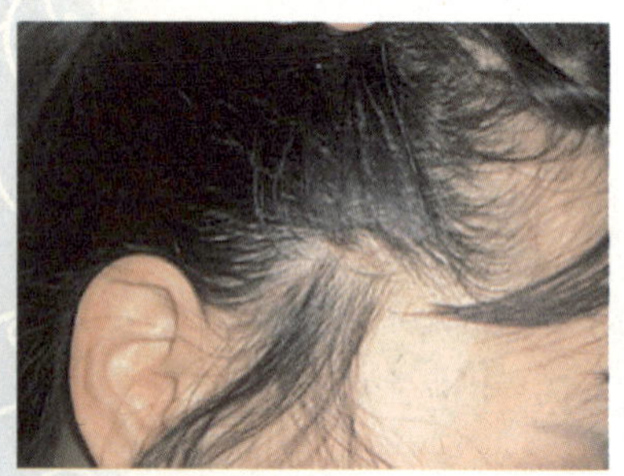
图12-24 发际内切口痕迹不显

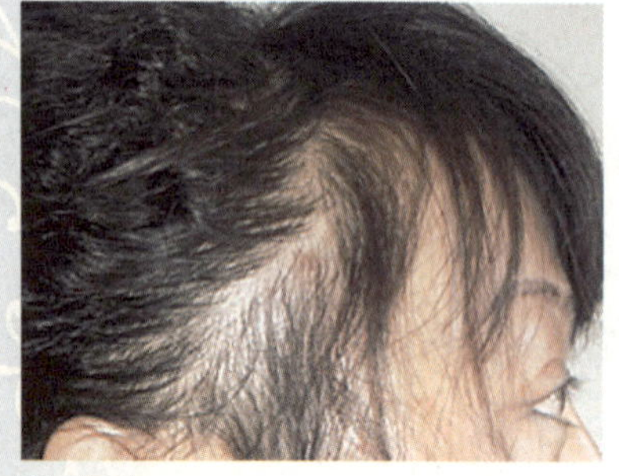
图12-25 发际内切口痕迹不显

年龄不是绝对的，主要说的就是30～45岁这样的年龄段普遍情况而言。至于你的情况适合用什么样的方法，最好还是在有机会的情况下过来看看，可以更具体地给你提出有意义的手术计划和效果预期。

问题十三：内镜除皱和小切口除皱是一回事吗？

小切口拉皮是不是内镜除皱？我在做了颧骨降低后感觉脸下垂了，想做拉皮，但不知应该选择哪种手术方法？效果会明显吗？

答复：

你的情况适合采用小切口除皱的方法，将松弛下垂的中下面部组织上提，不需要用内镜，内镜只是一种手术视野的观察渠道，手术中涉及的很多操作不是常规内镜所配置的器件所能够完成的，很多具体细节是在长期的手术过程中琢磨出来的。只要适合这样的方法，效果肯定是比较明显的。脸比较瘦、年龄比较大的人建议不要轻易做脸部动骨头的手术，那样会加重面部松弛的程度，同时在做了一个手术后造就了另外一个可能在原本短期内不需要的手术。

问题十四：小切口除皱和锯齿线除皱的区别是什么？

小切口除皱和锯齿线除皱的区别是什么，是都要埋线在肉里吗？不去掉一些皮和肉，效果还是不如传统的好吧？

答复：

锯齿线目前早已经淘汰了，没有实际效果，那是不会做手术的人用来解决问题的方法，很快就没有效果了。小切口的方法主要是针对

30～45岁左右的人，皮肤弹性好，皱纹比较细小，中下面部组织比较松垂的情况，通过确实有效的方法，如果你的情况适合的话，可以得到很好的面部年轻化改善的，里面的线可以长期留置在组织里面，不会对人体有任何不好的情况出现。如果采用传统的大切口的方法，一方面对组织的创伤很大，在一定程度上会加快组织的老化，同时在耳前留下一个很明显的瘢痕，这是很多人都不接受的现实。

四、手术日记

2007年2月20日　星期二　大年初三

忙碌的春节这么快就要过去了，节前一直沉浸于走亲访友、购置年货、朋友聚会、狂发短信的繁忙之中，今天终于闲下来了。好多天没有动电脑了，今天上线，看看有没有朋友在。登录QQ，真巧，杜医生在。相互问候之后，杜医生问我恢复得怎么样了，已经快4个月了，还有没有什么感觉，我说多亏您的提醒，否则我都快忘记自己做过面部提紧手术了，脸上麻胀的感觉早都没有了，刀口在头发里面仅剩下一条细线，不仔细找还不容易找到呢！杜医生再次祝贺我恢复得好，我说其实整容对我来说是人生中的一件大事，我一直有记录呢。杜医生很意外，是吗？真的吗？可以给我看看吗？片刻之后又说，你的记录如果能给广大的网友和爱美的女士看看，为她们提供一些帮助和参考，那才更有意义呢！这倒是我没有想到的。是的，我也和无数的求美者一样，对美有着严格的要求，在术前也经历了长久的盲目选择、犹豫彷徨、徘徊观望的煎熬，最后才确定了杜医生为我的整容医生。如果能让大家缩短这种煎熬的时间，早日找到恢复美丽、改善容貌的捷径，无疑，杜医生的提议是一个不错的办法，我觉得我应该答应。现在我就把我的手术日记做简要的整理，奉献给大家。

2006年10月26日　星期四　要手术了

昨天终于和杜医生确定了我的手术时间，心里既兴奋又紧张，等待了很久，想象了很久，也盼望了很久，现在，就要付诸行动了！

今天上午，我听从杜医生的意见，先去我们社区医院做了胸透、血检和心电图，为的是节约请假的时间。真是无巧不成书，在我做完这一切检查正准备离开医院时，巧遇了我认识多年的一位女大夫，尽管多日不见，可凭着对她的熟识，我一眼就看出她整了容，而且是除皱拉皮手术，脸上的皮肤很紧，眉眼看起来都有向后拉的感觉，额头提得很高，脑门很亮，一张脸就像陶瓷脸，说话时好像必须很费劲才能把表情表达到位……啊，触目惊心，这样夸张的效果可不是我想要的！万一我也这样……我心一下慌了，满腔的热情好像也冷却了很多。尽管我已经对杜医生的医术和要对我采用的手术方法有了很透彻的了解，可现在仍然不免担心，我立刻拨通了杜医生的电话。杜医生告诉我说不会的，他本人一直是崇尚自然美的，采用多点小切口的方法除皱，一是减少创伤，再者就是为了避免夸张的效果，不露手术痕迹；悄悄地改善容貌……听完他的一席话，我心里踏实了许多。

明天就要手术了，再次伫立镜前，仔细端详自己的面容，要不了多久，面颊就会被提紧，鱼尾纹也会消失，青春的面庞就会再现……多么期待！

2006年10月27日　星期五　手术第1天

早上刚过8：00，我就来到了医院，杜医生已经在等我了。见到我，他并不急于和我讨论手术方案，而是先把我带到了病房，去见他的一个患者。这是一个做了全面部除皱，同时去眼袋的患者，术后已经第6天，眼睛还有些充血，面部肿胀也不是我想象的那么恐怖，杜医生把我介绍给这个患者后就暂时离开了，可能是想给我们一个轻松交流的机会吧！这个患者告诉我，她是经一个杜医生手术过的朋友介绍才找到杜医生的，因为她亲眼见到了别人恢复后的效果，所以很信任杜医生。尽管她现在面目还有些肿胀，但她对目前的初步效果已经很满意了，说再过一两个月肯定会更好，言语中有掩饰不住的喜悦和庆幸。还有一点让我感到惊讶的是，如果她不告诉我她做了眼袋刚刚拆线两天，我还真的没有看出来，怎么会呢？才几天呐！

回到杜医生的办公室，我们很快确定了手术方案，之后就是签订手术协议，我也在协议下方签上了自己的名字。

终于，我来到了向往已久的神秘的手术室，医生让我先在一面墙壁前站定，为我照了一张术前照片，之后我就躺在了手术台上。无影灯照得我睁不开眼睛，可我还是勉强睁开一点，看到了自己周围围满了穿白大褂的人。接着护士开始用棉球给我擦脸，又用药水给我冲洗头发，应该都是为了消毒吧，他们一边忙碌还一边夸赞我的五官长得好，头发那么浓密，杜医生也不时说一些风趣的话逗我，整个手术室里充满了轻松愉快的气氛，我的心也变得轻松起来。要打麻药了（我是局麻），我感觉到针头穿透了我脸上的皮肤，好像在皮下行走一般，哎呀，好痛！我不禁叫了一声，杜医生一边压紧注射的部位一边安慰我说，很快就不痛了，痛这一下是为了以后不痛，如果不痛这一下，接下来的手术就没法做了。

接下来，手术室里变得非常安静，我感觉到杜医生在轻轻挑开我的头发（手术不用剃发也是我选择的理由之一），头发扫过面颊，痒痒的、麻麻的，这时，又感觉到好像有一支笔在我头皮上轻轻划过（现在想来那一定是手术刀了），一会儿就听到杜医生在对助手轻声讲解如何处理肌肉才能不让鱼尾纹重现、提升的角度、松紧的程度等。我躺在那里，既安定，又放松，一点也不可怕嘛，甚至还很享受这个过程呢！就在我惬意中快要入眠的时候，我感觉到自己的头被托起，原来手术结束了，杜医生在给我包扎，一圈一圈，一圈一圈，足足有几十圈，直到缠成厚厚的、硬硬的一个箍，紧紧地套在头上（我术前已经知道这叫加压包扎，为的是减少出血和肿胀)，现在我睡意全无，好紧哪！孙悟空的紧箍咒也不过如此吧！

手术时间大概用了2个小时，此时已是下午一点多了，我被护士送到病房就开始输液。哇，大大小小四五瓶，什么时候才能输完呐！嗨，手术都已经做完了，还怕什么呢？！美美的睡一觉吧！

2006年10月28日　星期六　手术第2天

昨天的点滴，一直到晚上10点才输完，由于护士每隔十几分钟都会来看我一次，所以我睡得很放心，就连后来杜医生来看我，我也是迷迷糊糊的。点滴输完了，我反倒没有一点睡意了。同室的病友已经熟睡，我悄悄来到卫生间，这时我无意中看到了镜中的自己，吓了一大跳，好丑啊（之前护士曾带我来了一次卫生间，可我几乎是闭着眼睛的，根本没看镜子）！脸已经肿了起来，眼睛都快成了一条斜线了，头上扎着厚厚的绷带，头发乱乱的，样子既古怪又好笑，还好还好，幸亏没有熟人看到我这副模样……

刚刚吃过早饭，打扫卫生的工作人员刚刚离开，杜医生就来看我了，我知道杜医生昨天做了一天的手术，今天是他的休息日，可他这么早就来看我，真的让我很感动，他还打趣地说，哎哟，怎么变胖了呀！连我的病友都被他逗笑了。

护士又开始给我输液了，仍是那么多瓶。刚刚输上不久，我就开始反胃，我强忍着，不要吐、不要吐，可最终忍不住，来不及叫护士，自己迅速取下吊瓶跌跌撞撞来到卫生间，真是翻江倒海的滋味啊，病友刚刚做完手术不能起床，就在那边喊，怎么样啊，怎么样啊，我叫护士了！我一边应着一边擦着满脸的泪水，护士来了，把我扶到床上躺下，告诉我头部加压包扎会引起不同程度的呕吐，因人而异，有的仅仅是有点反胃而已。怪不得呢，我昨晚就感到了反胃，只不过没吃东西吐不出来罢了。这一吐好像是个开始，护士刚走一会儿，我就又忍不住了，自己又跑到卫生间吐了一阵，好了有十几分钟，又开始了，无奈只有叫来了护士。护士说点滴用的其中一种药也有点刺激肠胃，不过也是因人而异，我恳请她为我换掉这种药，她说护士没权利随便换药的，要有医生同意才行，接着她就拨通了杜医生的电话，把我的情况告诉了杜医生。很快，护士为我换掉了这种药，说下次就改输另一种了。

换掉了药，仍有间歇性的反胃，我想，这可能就是包扎的原因了。中午的饭我一下也没动，看着就想吐，病友也吃得很少，我说我这么吐一定影响到你了，她忙说没有，没有，真的没有，还说自己不能起来帮我很不好意思。这是我住到这个病房20多个小时以来第一次有心情和她聊天。她告诉我她今年40岁了，在一家杂志社工作，我叫她梅姐。梅姐说，其实我们早见过面了，我说不可能吧，梅姐说我们是一前一后办的住院手续，在护士站我见过你，我还纳闷你已经这么漂亮了还要做什么手术啊！噢，我想起来了，好像是有人在和我同时登记，原来是您呀！之后梅姐就告诉了我她手术的大概情况，我也把自己的手术情况向她一一汇报，关切的话语和爽朗的笑声在我们之间萦绕，我们就像久违了的老朋友一样，一见如故，就这么聊着聊着，我突然发觉，哎呀，我已经好久没吐了！

餐厅送过来的晚饭我仍然没胃口吃，我拜托她们出去采购时给我带些水果来，她们答应了。

2006年10月29日　星期天　手术第3天

昨晚睡得不太好，前面施工的装载机一直轰鸣到晚上9点多才停歇。听说这里要盖一坐十几层的大楼，以后美容外科医院就搬到这栋大楼里，这倒是个好消息，以后再来这里，环境和设施就会更好了。

餐厅为我们送来了早饭和我要的水果，我只吃了半个苹果就再也吃不下了。

8：30，护士又来给我输液了，并告诉我已经为我换了另外一种药。大约20多分钟后，护士又来了，问我感觉怎样，还反胃吗。我说还是挺想吐的，肚子也痛，很难受，已经好几顿没吃饭了，说着就又是一阵狂呕。护士一边扶我，一边很同情地说，还很少碰到吐得像您这样厉害的呢，有的根本就没什么反应……这时杜医生进来了，详细地询问了我的情况，并察看我的面颊，轻轻按了按我的眼角，安慰的话语和关切的眼神让人很感动，我好像看到了久别的亲人一样，差点要掉眼泪了（这个时候是极度脆弱）。接着，杜医生安排护士把今天刚刚换上的那种药也去掉了，说明天就不输液了，后天就可以去掉包扎了，坚持一下，你会越来越轻松的。

晚上，护士又送来了止疼药和镇静药，我今天都没吃，对我来说，术后最大的不适就是反胃，疼痛简直可以忽略不计（也的确没感到有多么疼）。今晚装载机也没再轰鸣，我和梅姐聊着聊着不知何时就睡着了……

2006年10月30日　星期一　手术第4天

今早一觉醒来，梅姐惊讶地说，哎呀，你好像消肿了很多哦！

我赶快跑到卫生间，真的，一夜之间脸仿佛小了一圈，眼睛也睁开了。杜医生说的48小时开始消肿，真的这么灵呀！噢，我是已经过了48小时了！

今天的心情格外地好，虽然紧箍的包扎还没有去掉，可我真的不那么难受了，也许是看到了一天比一天好的希望吧！今天也不用输液了，心情好轻松，几天来第一次品到了早上小米稀饭的香味。

大概8：30刚过，医生就开始查房了，先是一位年长的医生带领七八个学员来到我的病床前，简单询问了一下我的情况，就开始对他们讲解，大家都很肃静，好像在课堂上一样。不一会，杜医生来了，同样带着很多学员，同样给他们讲解，所不同的是，杜医生在时，气氛好像不那么紧张，有点轻松愉快的感觉，其他人也可以向我问话，我也很愉快地接受了他们的询问。

下午一上班，杜医生又来看我了，看到我今天明显的消肿，他也很高兴，我趁机说，杜医生，现在就把我的包扎拆了吧，晚上我就可以睡的舒服一点了！杜医生想了想说，下班之前给你拆。我差点要欢呼雀跃了！

下午4：30，护士打来电话，要我去四楼换包扎，我来到四楼检查室（记不太清是不是这个名字），杜医生已经在那里等我了。他小心翼翼地为我剪开那一层层厚厚的绷带，啊，紧箍咒被卸掉的一瞬间好轻松！杜医生看了看我的伤口，用棉球来回轻轻的擦拭了几遍，只说了两个字“很好”，就又给我包扎上了，不过包的很松，也只有薄薄的几层，仅仅是护住伤口而已，我几乎感觉不到它的存在。

杜医生说，从明天开始，就可以每天烤电了，这样可以加速消肿。

2006年10月31日　星期二　手术第5天

今早一起床，我就赶快跑到卫生间照镜子，啊，一夜之间又消了很多！我兴奋地喊，梅姐，你看我！梅姐一看，哎呀，消得很快啊！

8：30我去四楼烤电，烤了20分钟。

烤完电我回到病房，梅姐正在收拾东西，她说，我刚刚拆过线了，今天就可以回家了……

我感到很意外，是吗？！

是的，梅姐说，本来想再陪你一晚上的，可我先生今天出差了，孩子一人在家……

停了停她又说，你的手术真的做的挺好的，现在都可以看出点效果了，我也有点动心了，以后给我发照片好吗？我说，当然可以啊，我非常愿意的。

不舍的感觉在我们之间弥漫开来，聊天也不那么顺畅了。最后，我们互留了电话号码和电子邮箱地址，我把她送到楼下，直到看着她消失在墙的拐角处。

看着对面空荡荡的床铺，一阵落寞的感觉袭来，我打开电视，胡乱的调换着频道……这一天过的好慢啊！

吃过晚饭，正当我百无聊赖的时候，杜医生来了，还带来了两只硕大的石榴，他说他今晚值班，石榴是送给我吃的，说我离出院还有几天，应该吃点水果，温暖和感动又一次袭上心头。

我和杜医生聊了一会他的网络，他说他的北京除皱网已经建好，马上就可以和他的“美丽有约”网链接了，我说我可以看看吗？他很爽快地答应了。我随他来到了他的办公室，打开电脑，看到了北京除皱网。

为了不影响杜医生工作，我看完北京除皱网就匆匆离开了。

今天应该是一个值得纪念的日子，因为我也算是有幸见证了杜医生北京除皱网的诞生吧。

2006年11月1日　星期三　手术第6天

今天上午烤完电，刚刚上到五楼就被人喊住了，从长椅上站起一位30岁左右的女子，长发披肩，皮肤白皙，清清瘦瘦的，像江南女子。果然，她一开口，就听到了江浙口音，只听那女子说，抱歉，冒昧地问一句，你的鼻子是做的吗？

做的？！你怎么会这么说？！我不禁笑了，像做的吗？

不好意思啊，我看你的鼻子挺高，挺直的，就想问问。

我没有做过，是天生的。

不会吧？那女子不相信，走近我仔细看看说，我能摸摸吗？

摸摸？我再一次感到意外，能摸出来吗？

可以的。

那你就摸摸吧！我觉得很好笑。

那女子走近我，用手轻轻捏住我的鼻梁，左右晃了晃，噢，果然是真的，好羡慕你哟！

你的鼻子不也挺好的吗？我问。

我是做的呀，你知道吗我花了1万多元在某某医院做这个鼻子，还不到1年就歪了，你看，是歪了吧？我去医院找他们，可他们偏偏说不歪，说是我的错觉。我律师都找好了，准备和他们打官司，可又一想，打官司也要花很多钱，不如用这个钱再做一次。我现在很矛盾。经朋友推荐，我先到这里来咨询一下，看有没有必要重做。对了，你做的什么手术？谁做的？

额、颞部除皱，中下面部上提，杜主任做的。

哎呀我也是找他的，刚才问了别人，他不在，正在做手术呢。

哦，找的医生没错。最好找杜主任咨询一下再做决定。

是的，谢谢你了。

那女子很客气地和我道了别，就下楼去了。

其实如果她不说，根本看不出来她的鼻子歪了，就是她说了之后，我仍然不觉得她的鼻子是歪的，在她的一再追问下，我只好说，可能有点吧，可我看不出来啊……

在现实生活中，人人都会对自己的五官比较关注，尤其是爱美的女性，当对某一个五官不太满意的时候，就会每天盯着它看，越看越觉得毛病很大，尤其对修整过的五官，更是百般挑剔，直到自己无法容忍。刚才那位女子是不是也陷入到了这种心理误区，不得而知。如果不是她匆匆离开，我会奉劝她再冷静些、理智些、慎重些，毕竟打官司劳神伤财，而重做手术也会造成机体的二度创伤。也不知她以后会不会再找杜医生咨询，将会作出怎样的抉择……

下午，我的病房终于又迎来一位新病友，是一位隆胸的女孩，长得非常漂亮，圆圆的脸庞，大大的眼睛，长长的睫毛，雪白的皮肤，像洋娃娃一样，我叫她“芭比娃娃”。由于她的手术是全麻，可能她现在还没有完全恢复清醒，所以看起来昏昏沉沉的……

2006年11月2日　星期四　手术第7天

这两天烤电的效果真是立竿见影，每半天都能看到变化，一觉醒来，带给自己的常常是惊喜，同时也带来了一天轻松愉快的好心情。现在，除了皮肤显得很紧致外，已经基本恢复了我本来的模样，应该可以上街了。

早上，“芭比娃娃”醒了，精神看上去比昨天好了很多，也愿意说话了，先问了问我的手术情况，又问我是如何找到杜医生的，还说自己上了杜医生的网站，又找人打听了一下，才决定找杜医生手术的。

她是一个很坦率、很单纯的女孩，我问她，你这么年轻，为什么要这么早做隆胸手术（这也是从她昨天一踏进这间病房，我就想知道的一个问题）？

她说她是一名在校大学生，由于一些特殊原因影响了胸部发育，虽然相貌和身高都无可挑剔，但稍显单薄的胸部常常让她感到不自信，也常常使自己不开心，觉得是生命中的一个缺憾，为了弥补这个缺憾，她必须隆胸。

那你不担心将来结婚有了孩子会影响哺乳啊？我很是替她担忧。

她一听就有点不好意思地笑了，说，我还没想那么远呢！我做之前就在网上查过这方面的资料了，也亲自咨询了杜医生，假体是植在胸大肌下，根本不影响乳腺的。

哦，原来是这样啊，我恍然大悟。

下午，“芭比娃娃”的朋友来看她了，看到“芭比娃娃”胸部裹着厚厚的绷带，还叮叮当当的挂着止疼棒、引流瓶等，大家你一句我一句开始调侃起来，说“芭比娃娃”胸裹炸药包，外挂雷管和电线，这样走到街上一定会吓跑一街的人……大家都笑了起来，“芭比娃娃”哭笑不得，你们想气死我啊，我一笑伤口就疼……

这是我住院几天来第一次，也是唯一一次见到来探视的人，由于这里住的都是做美容整形手术的患者，众所周知的原因，没有几个人愿意公开自己的手术经历，情愿独自忍受伤痛和寂寞也不愿告诉自己的亲友，所以几乎没有来探视的（好在医院的服务很周到），整个病区都是很安静的。我不明白，“芭比娃娃”怎么会有勇气告诉朋友，也许她年龄小一些，观念真的不一样了……

晚上，杜医生又来看我们了，告诉我明天就可以拆线了。我说今天是第7天了，为什么今天不拆？杜医生说，这个7天是指术后7天，从手术开始24小时为一天，而不是手术第7天。哦，明白了！

“芭比娃娃”向杜医生抱怨说，抬一下胳膊都很疼，难受死了！杜医生风趣地说，那你试试举举哑铃，做做俯卧撑，看是什么感觉啊！我忍不住笑了，“芭比娃娃”苦笑着说，您别逗了……

今天，真是笑声最多的一天了。

2006年11月3日　星期五　手术第8天，出院

上午8：30，护士通知我去四楼拆线，下去之后杜医生已经等在那里了。终于要拆线了，不知为什么，我心里咚咚直跳，有些紧张。躺下之后，杜医生为我剪掉纱布，说愈合的很好，就开始拆线。我原以为拆线会有点痛的感觉，可一点也不痛。杜医生一边给我拆线，我一边暗暗感叹于杜医生那么雷厉风行的一个人，工作起来却又那么沉稳、专注。只一会儿杜医生就拆完了，用棉球在手术部位反复擦拭了几遍，叮嘱我一天之后再洗发，不要急于出院，明天再走好了，说完为我照了一张术后照片。

躺在那里静静地烤着电，心里慢慢弥漫起一种复杂的感觉来，是轻松喜悦还是恋恋不舍？不是一直盼着出院吗？为什么现在反而高兴不起

来了？为了驱散这种愁绪，我和护士聊起天来，护士问我是做什么工作的，我说你猜。护士说，开花店的？搞时装的？开美容院的？或者开影楼的？做时尚杂志的？我忍不住笑了，你为什么猜的都和美有关啊！她说感觉应该是搞这个的，我说你这次的第六感不灵了，我是一名工程师。她一听，惊讶极了，不会吧？！我说这有什么奇怪的呀！她说，在她的印象中，工程师应该是身穿工作服，头戴安全帽，架一副眼镜，胳膊下夹着图纸，在工地上指指划划的，这形象可是离您很远呀……不等她说完，我就笑了：你也太片面了吧，哈哈哈……我告诉她，工程师也分很多的门类，有的不是这种形象，比如我，就可以打扮得漂漂亮亮的做工程师……室内的气氛变得轻松愉快起来。

我烤完电正要走，进来一位50多岁的男子，也是来烤电的，可以看出来做了双眼皮，脸也有点肿，不知道是不是做了除皱手术。这几天来我已经见过好几个做整容的男子了，看来现在人们的观念也在随时代而变，也许不远的将来，人们改善容貌就像改变一个发型那样自然，那样易于被人们接受。

今天终于取了纱布拆了线，一回到病房我就迫不及待地来到镜前，仔细端详自己的脸。哦，真的很不错，脸颊变得紧致多了，试着笑了一下，鱼尾纹果然也没有了，眼睛眉毛也很对称，眼皮看起来要舒展一些，并没有向上向后拉的感觉，撩开头发看看伤口，哦，真的愈合得很好，瘢痕是隆起的一条埂。听杜医生说这条隆起会在3个月内被皮肤完全吸收，变平。现在，虽然我的脸还有些肿胀，皮肤摸起来也有点板硬，眼睛里的充血还未完全消退，可我已经很满意了，因为现在毕竟才第8天呐，已经远远好过我的想象了！我仿佛可以隐约看到自己完全恢复后的模样：脸会比现在小一些，轮廓更流畅，皮肤也没有现在这么紧绷，鼻唇沟应该有一点儿，完全的自然状态，可以开怀大笑了，不用担心鱼尾纹会出现……越想心里越是充满了无限的期待，如果不是怕影响“芭比娃娃”，自己恐怕就要唱歌了！

已经很久没有认认真真洗过脸了，头发也乱得像鸡窝，现在拆线了，我再也不能容忍这种形象了，于是乎，我顾不得医生的忠告，简单冲了个澡，避开瘢痕部位，用洁面乳洗了头发（忘带洗发水了），又仔仔细细地去了去面部厚厚的死皮（不能用力，否则很痛），然后用上护肤霜，简单修饰一下眉眼，涂了一点唇膏，把头发打理成型（尽量遮住面部两侧），还是挺光彩照人的嘛！这时“芭比娃娃”在那边喊了：姐姐，你都臭美1个多小时了！

我换上自己的衣服，把病床收拾的整整齐齐的，想去办出院手续，可想到晚上只剩下“芭比娃娃”一个人了，也许她还需要我的帮助，我决定再陪她一晚。“芭比娃娃”问，姐姐准备出院吗？我说不，明天再走，今天再陪你一晚。“芭比娃娃”忙说，不用了姐姐，今天还早你快去办手续吧，明天都周六了可能就办不了了，再说今晚我朋友还来看我呢，我自己也能慢慢活动了，您放心吧！“芭比娃娃”再三请求，我也不好再坚持，下午一上班我很快就办完了出院手续，临走，我将杜医生送我的石榴，一只送给了“芭比娃娃”，另一只带了回来。因为这只石榴毕竟记载了我一份别样的心情，一段不寻常的经历啊，我应该好好地保存它。

2006年11月5日　星期天　出院两天了

出院那天老公来接我，看到我他并没表现出一脸的惊讶，只顾自己开车，好像我就是出去玩了一趟没什么变化似的，他只是偶尔地扭头看我两眼，你可是唯一的知情人呢，还故意装着不问，我终于忍不住了，问，怎么样嘛？！他说：“没我想象得那么厉害，我还以为你要面目全非了呢，还好，不会吓着儿子”。

回到家，儿子一见我立刻扑过来搂着我的脖子，我赶快把头扭开，生怕他碰着我的脸。儿子不高兴了，干吗啊妈妈，出差几天就变得矜持了，连亲热一下都不行……老公连忙在旁边说妈妈累了需要休息，儿子这才松了手。我忙着换衣，洗脸，收拾东西，儿子始终没离开我的跟前，滔滔不绝地说着这些天来积攒下来的话，我有意回避着他，直到吃饭，儿子终于发现了我眼睛里还没完全消退的血块，惊叫了一声，忙查看我的眼睛。我一边躲一边说没事没事，只是有点感染。啊，万幸，总算还没发现我脸上的异样，看样子可以蒙混过去了，一颗悬着的心正要放下，只听儿子又说，妈妈的脸好像变大了，有点怪怪的，我急中生智忙说，是啊，出差很累，有点水肿。儿子心疼地说，妈妈真辛苦啊！老公看着我，会心地笑了。

我问老公，如果我明天上班，别人会不会看出来？老公说，不太明显，尽量避免和别人近距离接触吧。

我决定明天上班。

2006年11月6日　周一　术后第10天　上班

今天早早起床，刻意把自己修饰了一番，准备上班了。

真是天助我也，昨天还是阴天，可今天一大早就艳阳高照的，我可以戴上太阳镜了！

走在上班的路上，悄悄地留意着走过我身边的人，看看他们会不会比平时多看我两眼，会不会有异样的表情。哦，还好，大家都步履匆匆的，就是熟人也是简单打个招呼匆匆而过，看来我与以往并没有多少特别之处嘛，到了公司，也一定不会引起骚动啦。

一走进公司的楼里，我就一边疾步走着一边左右和同事打着招呼，迅速打开自己的办公室，进去，关上门，啊，长出一口气。取下太阳镜，再次在镜前左照右照，看不戴太阳镜会不会很异样，因为我休假结束，要到老总那报到一下了。临出门，还是不放心，又戴上了太阳镜，老总一见我就问，眼睛怎么了？我忙说感染充血了，没事的。回到自己的办公室坐定，心还咚咚直跳。泡上一杯茶，开始处理案头积压的工作，一会儿听到敲门声，是经理办的文秘来看我了，我和她关系很好，她也是一个对美很讲究的人，和我年龄相仿，一见我，她就抱怨我回来了也不去向她汇报汇报，还得让她主动来看我。我心想，坏了，这次肯定逃不过她的眼睛了，她平时对我的衣着打扮最关注了。果然，她一坐定，就大惊小怪起来，哎呀，你的眼睛怎么了？哎呀，好像脸也有点肿……我忙说外出过敏了，眼睛也发炎了，不要紧的，正在治疗。她说那还上什么班哪，还不赶快回家休息……一脸的关切，我相信这种关切是发自内心的。至于她是否相信了我的话，我就不得而知了。唉，我是一个不善于隐藏的人，要想瞒住一件事，可真累啊！如果有一天，整容变成了一件平常事，人人都能坦然地对待整容，哪还用隐瞒？哪还有这个累？

吃饭的时候，老公就坐在我的对面，我发现，这两天他的目光在我的脸上停驻的更久一些，在这目光中我感受到的是关切和欣赏。在儿子暂时离开的一会儿，他悄悄地对我说："真的很好。"短短的4个字，在我看来是我这两天来听到的最美丽的语言，胜过所有的关切和问候！

2006年11月28日　星期二　术后1个月

中午在父母家吃过饭，车刚驶入我们住的小区，儿子就叫停，说今天阳光挺好的，我给你照几张相吧。我问为什么，他说觉得我今天特别美，穿的牛仔风衣他也很喜欢。我一算日期，刚好手术一个月了，好吧，就照几张留个纪念。回到家，儿子照相的瘾还没退，又在家里照了一些，存在电脑里。

看着电脑里放大的自己的照片，由于已经习惯了现在的样子，好像也不觉得有什么显著的改变，再调出原来的照片对比一下。嗬，这才看出变化还是挺大的，最明显的改变是双颊，原来双颊显得有些松垮，脸显得有点方，现在双颊明显变得紧致了，面部线条也变得很流畅，难怪别人会夸我越来越漂亮了，却又看不出哪里有了变化，就连我自己，不对比也很难发现呢，这正是我想要的效果：不动声色地变美。

已经手术1个月了，不知道从什么时候开始，洗脸时已经不觉得脸很痛了，虽然摸起来皮肤有点硬硬的、麻麻的感觉，可看起来几乎完全消肿了，有时皮下会突然有微电流通过的感觉，有点刺疼，可我自认为这是神经末梢在恢复，所以，还很接受这种感觉呢，希望它每天多来几次，也许会恢复的更快一些。瘢痕摸起来已经没有那么明显了，分开头发能看到瘢痕已经变成了一条小红线。

每天我都会多次面对镜中的自己，每次轻抚面颊，都不由会想起一个人来，那就是杜医生，是杜医生不露痕迹的雕琢找回了我现在美丽的容颜和欢快的心情。

有人说，整容会上瘾，那也一定是针对整容成功的人来说的，如果有一次整容失败，那可能会带来终身的遗憾和心灵长久的伤痛，谁还会上瘾呢？所以，勇气很重要，选择更重要，找到杜医生，一直是我心中暗自庆幸的。

2007年4月8日　周日　术后5个月

（一）《美丽日记》后记

我的《美丽日记》在杜医生的网站上发布已经1个月了，我一直在关注着它的阅读情况，目前已有近500人次点击浏览了我的这篇日记，这是让我感到非常欣慰和高兴的。我拿出这篇日记，也是想让更多的爱美的姐妹从中了解到整个手术的过程，手术前后的心理变化和住院以及出院后的一些情景细节，希望更多爱美的还在犹豫不定的姐妹能从中得到借鉴和鼓舞，哪怕只有一个人从我的这篇日记中得到了帮助，我的初衷也就达到了。我看到了网友“千叶百合”和“平”对我日记的评价和认可，看到了“馨语”想和我聊聊的愿望，这份真诚和信任让我深深感动，在此，我谢谢你们了！

自从《美丽日记》在杜医生的网站发布后，我一直有一种意犹未尽的感觉，因为有很多的值得记录的事情和心得被我忽略了，之后又发生了诸多的点点滴滴，终于使我忍不住再次敲击键盘，一一记下。现在，仍想借助杜医生的网站，把我的心得展示给与我有共鸣的姐妹分享。

（二）看隆胸网“吓”跑儿子

杜医生的隆胸网建成并和“美丽有约”链接后，我在“美丽有约”上第一时间打开了杜医生的隆胸网进行浏览。那天晚上，我在书房一口气看完了“围炉夜话”，儿子什么时候来到了我身边我居然毫无察觉，仍在专注地浏览手术图库和动画，儿子的叫声吓了我一跳：“妈妈，你在看什么！”边说边捂着眼睛跑到了门外，还在门口冲着我嚷：“妈妈！你怎么能看黄色网站，也不告诉我一声，害的我都看到了！坏了坏了……”

我被儿子着急的话语和责怪的神态逗得哈哈大笑，差点没从椅子上滑下来，眼泪流了一大堆，刚刚12岁的顽童，对一切还是懵懵懂懂，知道什么是黄色啊！看他那么搞笑，那么可爱，我忍不住又笑了起来。

儿子看我不能控制住笑，有些气恼：“你还好意思笑！”我喊儿子过来，儿子坚决地说：“不！”

我搂着儿子的肩膀来到他的房间，我告诉他，妈妈刚才看的根本不是什么黄色网站，而是一个教人如何美化胸部的网站，是讲科学的，很严肃的网站。儿子听了又有了新的疑惑：“干吗要美化胸部？你们女的事真多……”我告诉他，有的女性天生胸部发育就不好，有的是经过生育后胸部变得不好看了，需要通过手术进行美化，这样身材才好，穿衣服才漂亮……看着儿子若有所思的眼神。我说：“走，去看看。”儿子连忙摆着手说：“不不不，还是免了吧……”

我不禁又笑了起来，现在想来，仍忍俊不禁呢。

（三）被人当成了“托”

有一次在网上，看到一个女孩因嫌自己的恢复期长还没达到预期的效果而着急埋怨，对杜医生有不恭之辞，被我和其他网友看到后反驳并劝解，这个女孩先是怀疑是杜医生冒充网友和患者为自己辩解，在得到我们大家更激烈的反驳后，她居然又说我们都是杜医生安排的“托”！！

看到这个刺目的字眼，我哭笑不得，非常惊讶，非常意外，感叹我身为一个不乏修养的知识女性，今生居然也“有幸”能和这个字眼挂钩，实属难得！

在我住院七八天的日子里，每天和杜医生接触，感受最深的除了他的医术医德外，就是他的繁忙工作了。所以看到那个女孩对杜大夫出言不逊，我深感不公！

我很理解那个女孩焦虑的心态和过激的言辞，因为我也是从青春年少走过来的，二十多岁的年龄对我并不遥远，我仍能清晰地记得自己脆弱的心是如何偏激，过头的语言是如何伤害过别人的，现在想来都是又痛又悔的感觉。我有点不解的是，这个女孩年纪轻轻的，也受过高等教育，为什么会把人与人之间看的那么险恶那么缺乏信任？网络，是一把双刃剑，可以给你带来方便和帮助，也会将一件本来不起眼的小事无限放大，给事件中人带来声誉上难以弥补的损失。我想，多少接触过网络的人都会有这样的认识的。我不能想象这个女孩是在如何的冲动之下作出的冲动之举，也许她的本意仅仅是为了释放一下自己焦虑的情绪而已。

这件事情已经过去很多天了，可“托”这个词在我脑海里经常跳出来，让我也不由得常常思考“托”这个问题。现在，我写这篇后记时仍在担心，如果这篇文章发给杜医生并被杜医生在他的网站上采用，我会不会又有“托”的嫌疑？一番好意会不会给杜医生带来什么负面的影响和说辞？我不敢保证。但是，如果因为我的文章而让更多的姐妹对整容手术有了更加全面的了解和认识，能从中得到借鉴增加信心，这个“托”

认了又何妨？！

（四）意外的收获

写完以上有关“托”的那些文字，心情多少有些沉重，其实，这些负面的事情给自己带来的诸多感叹，又何尝不是一种人生的收获呢？

现在，我想和大家分享的是我在手术后的意外收获，这些收获常常让我的心为之感动，也常常让我处在美好的回味和想念之中。

住院时我的病友梅姐和“芭比娃娃”至今还和我保持着密切的联系，在我不经意的时候，往往会收到她们发来的短信，或问候，或笑话，或邀请；打开邮箱，也会不断给自己带来惊喜，也许只是三言两语，可带给自己的美好感觉可以持续得很久很久，对她们的想念和牵挂也让我坚信，总有一天我们会再见面的！

说到朋友，我不得不提到杜医生，其实和杜医生的接触，早在两年前就开始了。那时，老公陪我去医院“实地考察”，第一次见到了杜医生(之前已经做好了考察前的功课：网络了解和电话咨询)。见面之后，大家交流非常融洽，也很坦诚，我们商定，以后就到这来做。

现在，我已经有了朋友遍天下的感觉，难道这不是意外的人生收获吗？还有，原本整天和数据、方案、计划书打交道的我，通过这次的手术经历，让我点点滴滴地记录下了这些充满感情色彩的文字，让自己的心变得柔软，让自己的感知变得细腻，这，不更是一种心灵上极大的收获吗？

（五）下一个整容计划

手术已经5个月了，我想朋友们一定很关心我的恢复情况吧，现在向大家一一汇报：脸颊已经不肿了，早已恢复到自然状态，皮肤已经变得柔软，没有了板硬现象；鱼尾纹已经消失，当做夸张表情的时候，会感到眼角两侧有点发紧，但表面看不出来；瘢痕也已找不到了，分开头发已经不能分辨哪是瘢痕，哪是自然纹路，给我做营养的美发师在按摩到那个部位的时候也没有任何的迟疑（但我还是要求他手法轻一些）；原来左侧发际部位在术后有轻微的脱发，显得有点稀疏，我在杜医生“美容知识”板块里看到了用生姜擦拭的方法可以加速头发的生长，坚持了不到一个月，果然细细的绒毛都长了出来，当然，现在已经很浓密了，一点也不少哦！

现在，再伫立镜前，我关心的重点已经不是恢复的情况，而是我的眼袋问题了。当时做手术的时候我曾向医生提起过，医生说眼袋尚不明显，可以等等。我在医院时亲眼见过做过眼袋的患者，效果让我惊讶。我想，在不久的将来，我会再次躺在无影灯下，任由医生用那把富有魔力的手术刀创造美丽的奇迹！

第十三章 鼻唇沟加深

13

一、一目了然

1. 开始出现的年龄

鼻唇沟是人面部的一个体表标志，每个人都会有，深浅因个体差异而不同，会随着年龄的增加而逐渐加深，一般在25岁即开始出现加深的趋势，此后会随着面部的组织松垂而逐渐加重。

2. 表现形式

鼻唇沟是鼻翼两侧至口角外下的一条浅沟，上端起于内上方，随即向外下方，继下行于颊唇之间，故俗称“唇面沟”。儿童和年轻人只有在微笑时此沟才明显，面部衰老时此沟也很明显。

3. 对面容和神态的影响

鼻唇沟是面部衰老的重要形态特征之一，也是面颊、唇区衰老的标志。形态上是在面颊部皮肤过剩性的一条凹陷性皱纹。鼻唇沟出现后显得面部的组织松垂程度加重，更显衰老。

二、美丽有方

1. 如何矫正

改善鼻唇沟组织松垂的程度，将下滑的颧颊部组织提升复位，或将鼻唇沟上方的组织厚度减低，以减缓鼻唇沟的深度而不显。

2. 可采用的手术选择

鼻唇沟的整形是困扰面部年轻化整形美容的一道难题。改善鼻唇沟的方法比较多，但都没有一种特别显著和满意的方法，都只能在一定时间和一定程度改善鼻唇沟的程度。常用的方法有：局部脂肪或异体材料填充，颧颊部脂肪抽吸，通过眼袋入路提升鼻唇沟，通过颞部切口进行

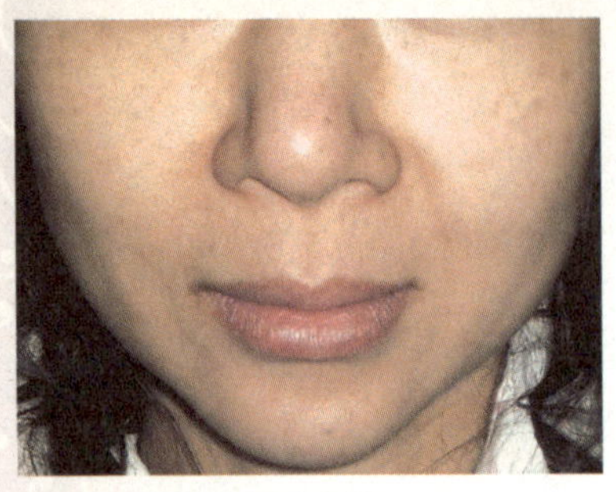

图13-1 鼻唇沟提升术前

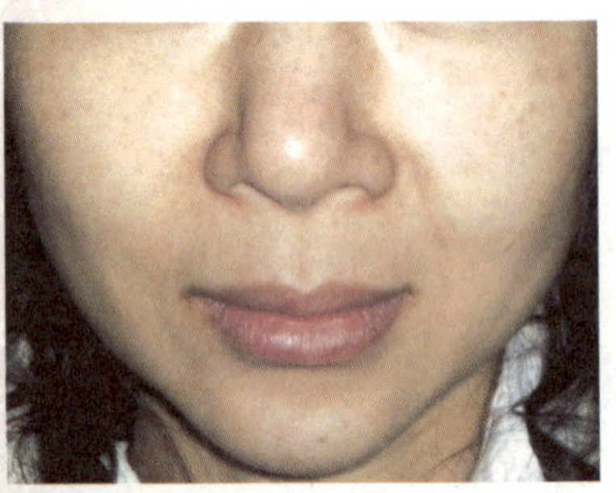

图13-2 鼻唇沟提升术后2年，鼻唇沟平坦

筋膜及深部组织提升。

3. 改善后的变化

鼻唇沟变浅，颧颊部组织堆积减少而紧凑，局部曲线圆润。

4. 手术时间

局部脂肪注射填充2小时左右，颧颊部脂肪抽吸术和异体材料填充术1小时左右，通过眼袋入路提升鼻唇沟和通过颞部切口进行筋膜及深部组织提升2个小时。

5. 麻醉方式

都可以在局部麻醉下进行，颞部切口进行筋膜和深部组织的提升可以进行全麻手术。

6. 哪些人不宜接受手术

高血压、青光眼、糖尿病等病人不能接受手术，长期服用阿司匹林等水杨酸类药物的人手术前要停药至少15天。

7. 手术后的护理

局部脂肪注射填充术、颧颊部脂肪抽吸术后需要局部加压包扎3天左右，口服消炎药，中间不需要拆线和换药。通过眼袋入路提升鼻唇沟护理与眼袋相同。通过颞部切口进行筋膜及深部组织提升术一般需要住院治疗，常规使用消炎药和颞部包扎，以避免感染和出血的可能发生，需要换药和拆线。

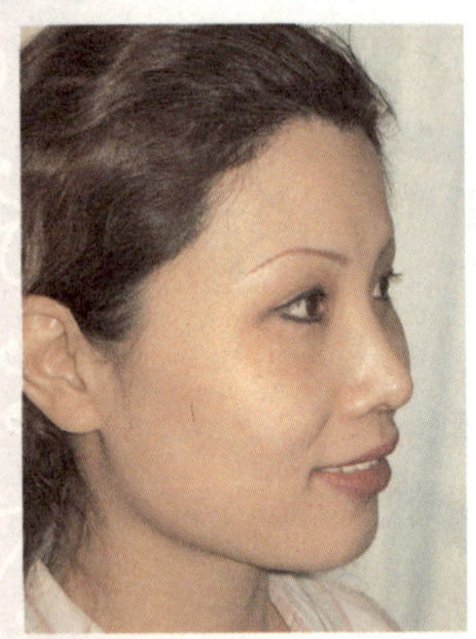

图13-3 鼻唇沟提升术前

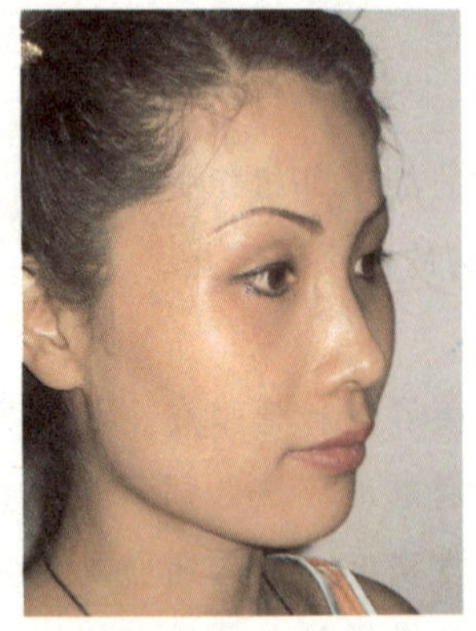

图13-4 鼻唇沟提升术后4年

8. 手术后反应

术后肿胀比较明显，范围可能扩散到中面部，但消肿很快，一般在第3

天就开始消肿，至第8天基本就消肿了，瘀血和青紫一般在术中医生通过细心的止血和手术后可靠的引流后都不会出现。通过眼袋入路提升鼻唇沟术的眼睑肿胀和结膜充血和水肿程度比单纯的眼袋手术要重，因为这样的手术的范围和层次超过眼袋手术。

9.饮食禁忌

手术后前2天最好戒烟酒，不吃辣的食物。

10.恢复正常工作和生活的时间

局部脂肪注射填充术、颧颊部脂肪抽吸术一般在手术后5～7天即可正常参与社会活动和工作。通过眼袋入路提升鼻唇沟、通过颞部切口进行筋膜及深部组织提升术一般需要10天左右才可以参与社会活动和工作。

11.拆线时间

7天拆线。

12.瘢痕恢复时间

通过眼袋入路提升鼻唇沟拆线后刀口痕迹比较明显，3～4天后痕迹会逐渐淡化，在手术后15天左右刀口会逐渐明显，呈浅红色细线状，在2个月后逐渐淡化至完全消失或很浅的痕迹。通过颞部切口进行筋膜及深部组织提升术的手术痕迹在发际内，一般不显，在3个月后几乎没有痕迹。

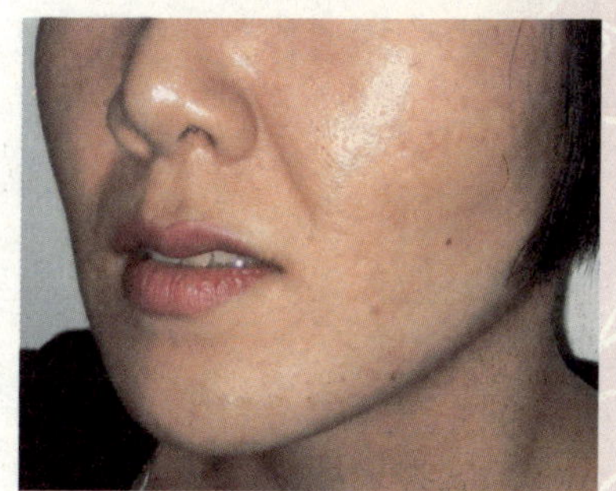

图13-5　鼻唇沟提升手术前

13.形态完全恢复时间

一般在2个月后即可以完全显示出手术的效果。

14.可能出现的不良情况

局部脂肪注射填充术、颧颊部脂肪抽吸术可能会出现局部凹凸不平，通过眼袋入路提升鼻唇沟、颞部切口进行筋膜及深部组织提升术部分人会出现球结膜充血、水肿等情况。

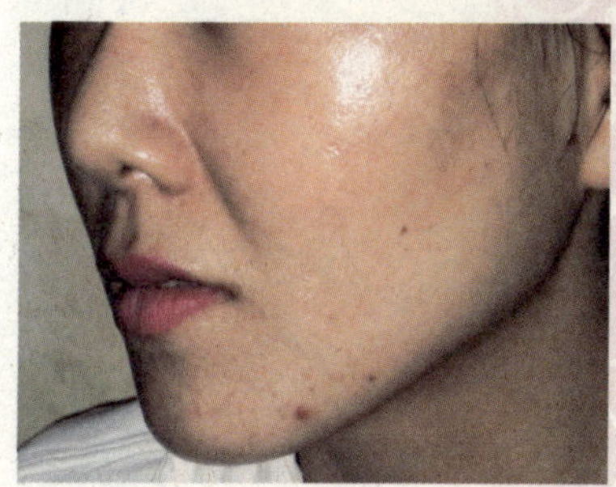

图13-6　鼻唇沟提升手术后6个月

15. 维持时间

一般维持2年左右。

16. 可否再次手术

出现很快的松弛后鼻唇沟再现，再次手术的价值不大。

三、相关问题解答

问题一：鼻唇沟手术从什么地方入路手术？

请教您对于轻度鼻唇沟的除皱，是从眼袋的去除入手（当然也有轻度的眼袋），还是单纯的鼻唇沟提升较好，抑或是颞侧位的拉皮呢？哪种方法恢复快，损伤小，维持时间较持久呢？如果考虑拉皮，夏季能做吗？

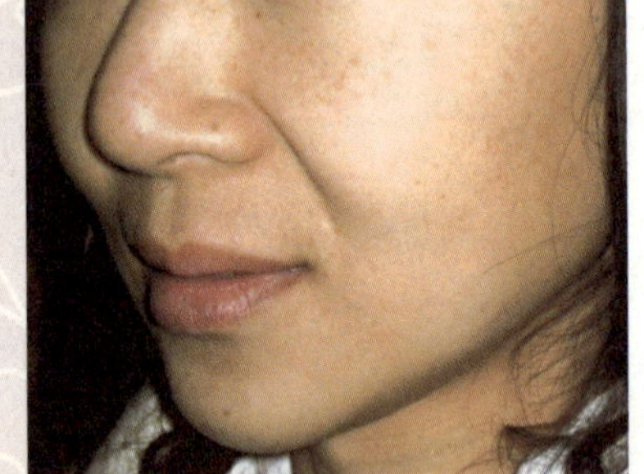

图13-7 鼻唇沟提升手术前

答复：

如果你的脸比较瘦的话，完全可以通过眼袋手术入路解决轻度鼻唇沟的问题；如果比较胖的话，则需要配合颞部除皱的同时加强改善轻度鼻唇沟的效果，恢复的进度大致差不多。当然是眼袋入路的方法创伤要小一点。维持时间肯定是两种方法同时进行的长些。

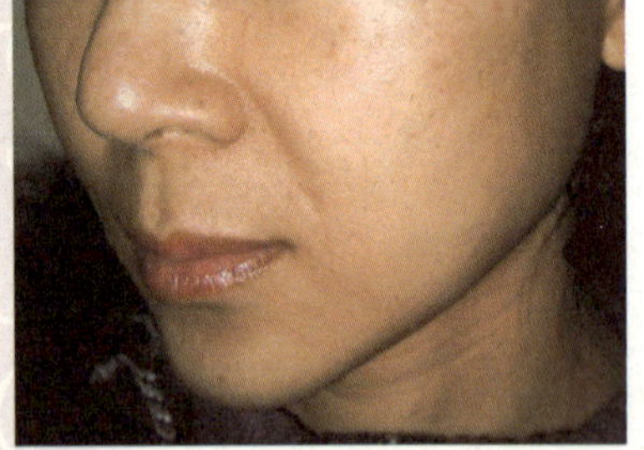

图13-8 鼻唇沟提升手术后1年

问题二：小切口除皱能够解决鼻唇沟的问题吗？

请问大夫40岁左右的女人鼻唇沟很深，面部也比较松弛，如果用小切口手术效果是否很好？听朋友讲，大拉皮能解决实际问题，小切口手术效果不是很好，是这样吗？如果是，您也做大拉皮手术吗？一般手术伤口有多长？

答复：

以你目前对你需要手术的具体细节的了解，还不能完全明白哪一种手术适合你。在我看来，我创立的多点小切口除皱手术体系可以针对性地解决比较年轻女性面部存在的问题：松弛、比较小的皱纹、鼻唇沟变深等。大拉皮只有对年龄大的在55岁以上的女性比较合适，因为需要去除比较大量松弛的皮肤，解决很深的皱纹等。但这样的手术对组织的创伤是不容忽视的。在我推荐的方法，最长的切口一般在3厘米左右，根据需要确定切口的数量，可以很好地解决比较年轻女性面部通常存在的老化问题，恢复也很快，10天左右就可以正常上班。

问题三：眼袋手术入路解决鼻唇沟效果好吗？

如果我想再做鼻唇沟的提升。想通过去除眼袋的同时做，去眼袋的手术是内路呢还是通过外路做。鼻唇沟的提升有无手术痕迹，恢复期多久。我想做几项手术，分开做和合并做，哪个效果更好？希望继续得到您的专业中肯的指导。

答复：

你的情况最好是通过做眼袋手术的时候进行鼻唇沟的提升，当然是用外路的方法了。在恢复后，没有手术的痕迹，只是在恢复期的时候，在睫毛下有一道不太明显的、浅红色痕迹。一般恢复期2个月就很好了。还是一起做的效果好，如果你的面部情况适合同时做的话。

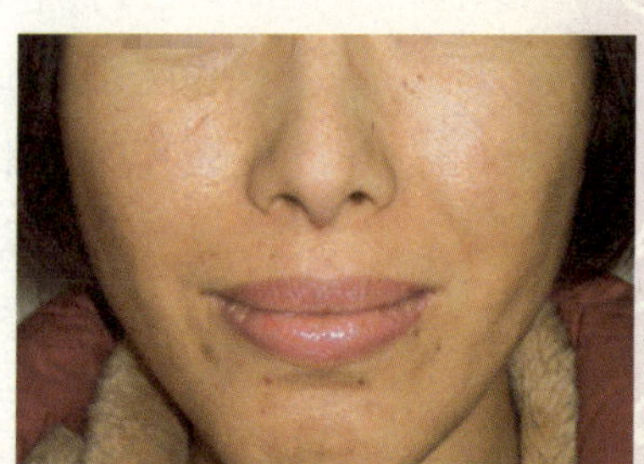

图13-9 鼻唇沟提升手术前

问题四：提升鼻唇沟手术的刀口在哪里？

解决鼻唇沟的拉皮，伤口在哪里啊？恢复期要多久啊？效果好吗？您做得多吗？可以跟眼袋一起做好还是分开做好呀？一起做会不会肿成大猪头？

答复：

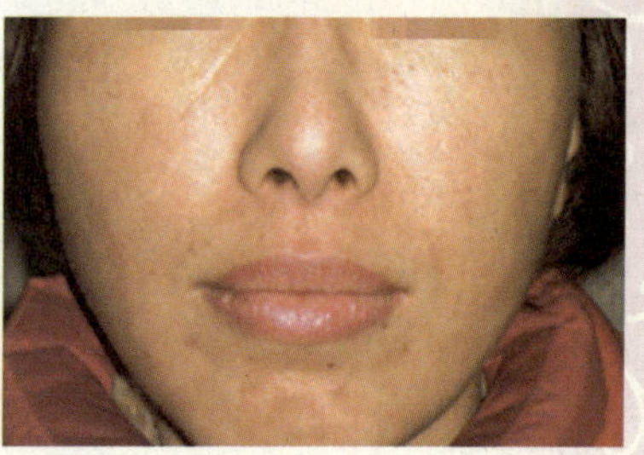

图13-10 鼻唇沟提升手术后16个月

解决鼻唇沟的拉皮，伤口在颞部发际内，手术后没有任何手术痕迹，也不用去头发和去皮，很容易接受。恢复期需要10天左右，由于我采用了自己经过长期临床使用和总结的独特的悬吊方法，对解决鼻唇沟效果非常明显。来我这里做的患者很多，这是我主要的研究方向之一。可以跟眼袋一起做，这样还会对改善鼻唇沟的程度有促进作用。一起做不会肿成大猪头，最严重的情况也就是像小猪头而已。不要惧怕好了，手术后还有很多促进消肿的办法，会加快水肿的消失的。

问题五：鼻唇沟提升手术的恢复情况如何？

做面部下半部的拉皮，主要目的是去除鼻唇沟和眼角细纹，我32岁了，想问做完后一周是什么样子？我只能有1周时间，但是怕上班后吓死人，呵呵！价位是多少呢？

答复：

1周后的样子就是比手术前有点胖，其他的痕迹都看不出来的。在住院期间，我会安排给你手术部位进行理疗，会加快水肿的吸收，同时还可以服用消肿的药物。鉴于你的年龄比较小，需要解决的问题比较集中，我可以在保证手术效果的前提下，将手术范围缩小些，这样水肿的程度和范围就会减轻很多的。一周后上班肯定不会把人吓死的，最多也就一小跳。一方面是你的年轻和漂亮的变化，同时也可能是胖乎乎的脸怎么一下子就出现了，倒不一定是别人看出手术了。

问题六：眼袋手术和鼻唇沟手术如何把握同时进行的问题？

如果现在做外切眼袋同时鼻唇沟提升，几年后再做拉皮能行吗？会不会有影响，如果做内切眼袋，能不能同时做鼻唇沟提升呢？

答复：

眼袋手术的同时做鼻唇沟提升，原则上是可以的，但行鼻唇沟提升的条件要求比较高，需要脸部不是很胖，鼻唇沟下垂不是特别厉害的情况。

从根本上讲，鼻唇沟的改变似乎很难的，手术只能减轻，不可能完全消除，因为它是人脸部的一个标志，是面颊部和唇部的一个分界线。如果你的条件合适的话，可以按照你的想法来安排手术计划的，不会彼此有影响的。内路眼袋手术时不能做鼻唇沟提升，因为做提升时是需要去皮的。

第十四章
大切口额部除皱

14

1. 一般适合的年龄状况和面部老化情况

一般在年龄超过50岁，额部皮肤比较松弛，皱纹深，皱纹数量比较多，皮肤弹性差的人，采用小切口的除皱方法难于取得好的美容整形效果。

2. 手术设计

发迹比较低的人，一般采用发迹内的大切口，发迹比较高的人一般采用发迹缘切口，横贯头顶，至两侧颞部，拟去除的头皮依额部皮肤松弛的程度而定。

3. 手术原理

除去部分松弛多余的额部头皮，将引起皱纹的额部肌肉广泛切断或部分去除，以减轻额肌收缩力量，防止皱纹的再次出现或减轻皱纹的程度。

4. 手术时间

一般需要2个小时。

5. 麻醉方式

局麻或全麻，接受全麻人的比较多。

6. 哪些人不宜接受手术

有心肺疾病、糖尿病病史的病人不宜接受手术。

7. 手术后的护理

手术后常规使用消炎药，一般进行额部包扎，负压引流，3天后换药，拔出引流管或引流条，第4天开始额部红外线照射，以促进局部消肿，同时可口服促进消肿的药物，如消脱脂等。

8. 手术后反应

极少数人会出现手术后的恶心、呕吐等症状，局部肿胀比较明显，不常规使用负压引流的人出现眼眶部皮下瘀血、青紫的情况比较常见，一旦出现这样的情况，通常需

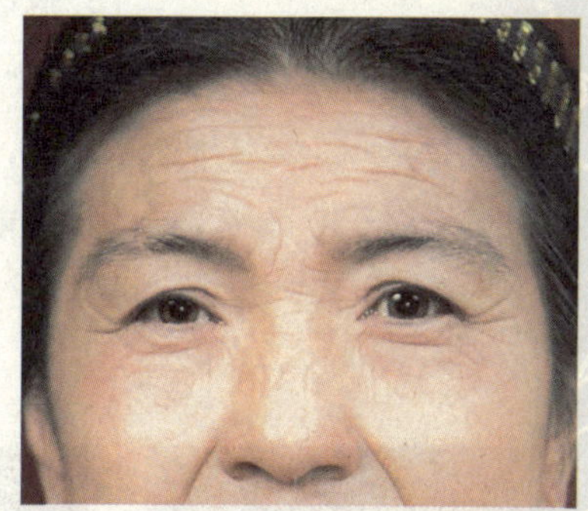

图14-1 额纹除皱手术前

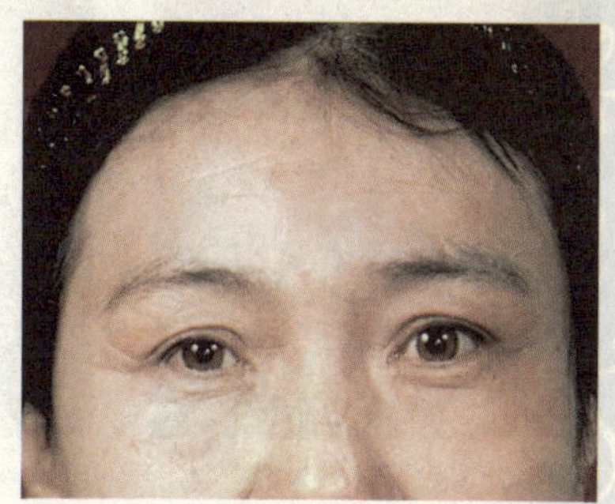

图14-2 额纹除皱手术后2年

要20天左右才会消退。

9. 饮食禁忌

前3天禁吃辣味的食物，以免加快血液循环而加重水肿和出血的倾向，戒烟酒。

10. 恢复正常工作和生活的时间

一般恢复时间需要12 ～ 15天左右。

11. 拆线时间

7天拆线，局部张力比较高的情况下宜间断拆线。

12. 瘢痕恢复时间

一般需要3 ～ 6个月左右的时间将瘢痕恢复成线状。

13. 形态完全恢复时间

早期会出现额部的皮肤发亮，局部皮肤麻木感，甚至会有凹凸不平的情况出现，一般在3个月后基本就恢复正常。

14. 可能出现的不良情况

最常出现的不良情况是手术刀口部位出现程度不同的脱发，通常是由于额部去皮过多，导致缝合时张力过高，或缝合头皮时打结太紧，缝合皮肤组织过多所引起的毛囊缺血所致。

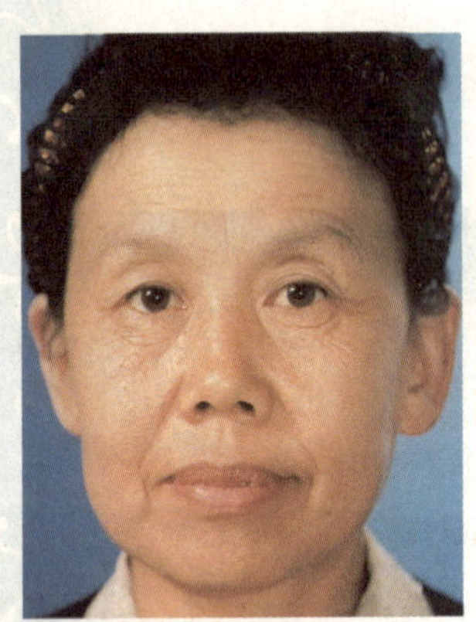

图14-3 额纹除皱手术前

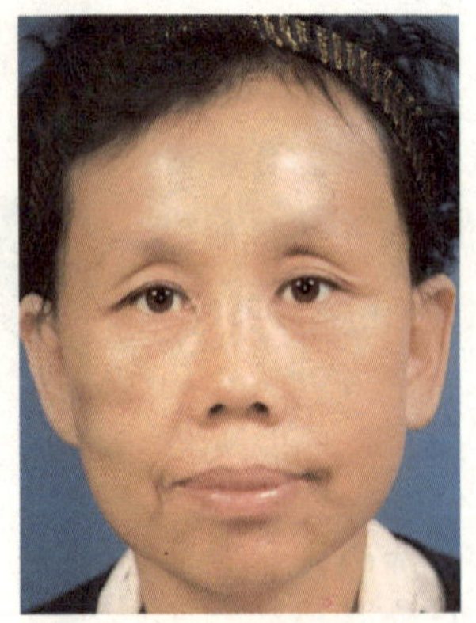

图14-4 大切口额纹除皱手术后6个月

15. 维持时间

维持情况视每个人的条件和手术后的衰老进程不同而差异很大，通常来讲，大切口手术对额部头皮组织的潜在性创伤要远远大于小切口手术，在远期效果的维持和转变上劣于小切口手术。

16. 可否再次手术

一般不提倡再次行大切口手术做额部除皱术，会更加促进额部组织的手术后早期缺血和手术后远期的组织老化加快，容易在组织学变化方面使手术成为加快组织老化的绝对因素。

第十五章
大切口额部除皱

15

1．一般适合的年龄状况和面部老化情况

一般年龄超过45岁以后，颞部皮肤松弛明显，鱼尾纹深而密集，皮肤弹性较差的情况下均需要采用颞部大切口的方式进行除皱，去除多余松弛的皮肤，提紧颞部皮肤。

2.手术设计

在额颞部交界的区域和耳轮切迹上方或前方的皮肤作为切口的全长起止点。切口长度一般为8厘米左右。切口在发际内3～4厘米的范围，根据颞部松弛的程度确定去皮量多少。

3.手术原理

去除松弛多余的颞部皮肤，将眼轮匝肌进行捆绑缝合，削弱或消除鱼尾纹产生的组织动力基础，推迟或减轻皱纹再次出现的时间和程度。

4.手术时间

手术过程要求比较精细，大致需要3个小时左右。

5.麻醉方式

可以采用全麻或局麻，接受局麻的人偏多些。

6.哪些人不宜接受手术

有心肺肝肾疾病、糖尿病病史的病人不宜接受手术。

7.手术后的护理

常规颞部适度加压包扎，放置引流片或引流管，第3天打开包扎换药，拔出引流管或引流片，第4天可以进行手术部位和肿胀部位的红外线理疗，促进水肿的吸收。

8.手术后反应

颞部肿胀比较明显，眼角和上眼睑水肿和充血比较明显，极个别人短时间眼睛不能睁开，但很快就会吸收，重见天日。

9. 饮食禁忌

前3天禁吃辛辣刺激食物，以免加快血液循环而加重水肿和出血的倾向，戒烟酒。

10. 恢复正常工作和生活的时间

一般10天左右水肿消散，情况就比较好了，在2周左右局部肿胀的痕迹不是很明显了。

11. 拆线时间

一般7天才能拆线，根据愈合情况，可以间断拆线。

12. 瘢痕恢复时间

一般需要3～6个月左右的时间，瘢痕即可恢复成线状。

13. 形态完全恢复时间

早期因为颞部的皮肤上提，眼角会有一定程度的上扬，但会随着恢复期而不断下降到很正常的位置，局部皮肤早期发亮，极少数人还会出现单侧或双侧的眉毛活动受限，但一般在3个月左右就会恢复自然运动。

14. 可能出现的不良情况

早期因为引流不畅容易出现皮下积液、积血，刀口附近脱发、眉毛活动受限等情况。拆线过早容易出现伤口裂开等情况。

15. 维持时间

一般维持3～5年左右。主要跟手术者的个体差异有关。

16. 可否再次手术

如果鱼尾纹和颞部皮肤松弛再次出现，程度比较重者，可以考虑再次手术。

第十六章 大切口中下面部除皱

16

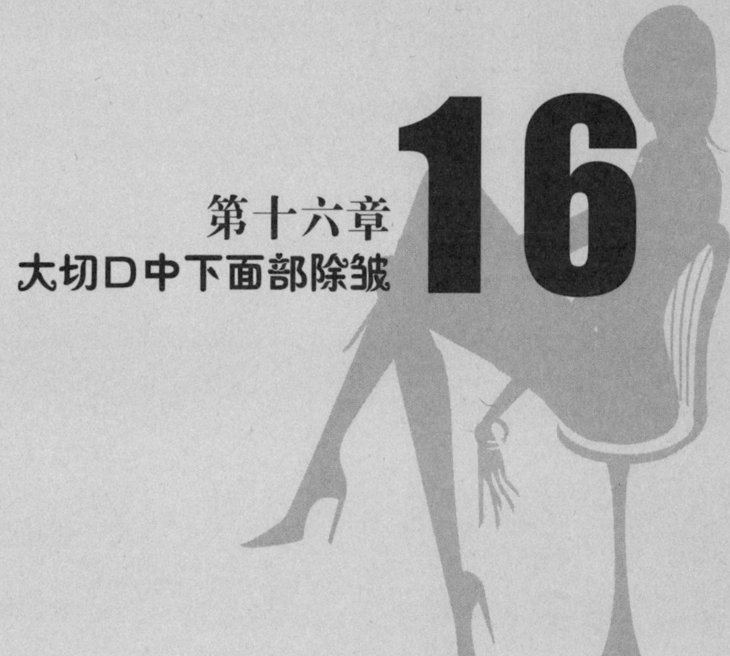

一、美丽有方

1. 一般适合的年龄状况和面部老化情况

一般在55岁以后，中下面部皮肤和软组织松弛下垂很明显，鼻唇沟加深，皮肤弹性差，面部斜行皱纹多等情况出现宜采用经耳前切口的大切口除皱手术，本人不太在乎耳前切口痕迹的存在。

2. 手术设计

从耳轮开始，经过耳前一直绕过耳垂下方，一直到耳后乳突结节，切口全长约15厘米，走行在耳朵附近的无毛发的区域。

3. 手术原理

通过手术切口广泛剥离松弛下垂的面部区域，经多余的松弛的皮肤适当去除，将皮下松弛下垂的筋膜组织进行上提固定和紧缩，以达到恢复面部紧凑的目的。同时通过耳垂和耳后切口的皮肤转移和提升，在一定程度上可以对颈部的松弛和皱纹有一定的改善。

4. 手术时间

一般需要3个小时左右。

5. 麻醉方式

全麻。

6. 哪些人不宜接受手术

有心肺疾病、糖尿病病史的病人不宜接受手术。

7. 手术后的护理

手术后的切实可靠的包扎非常必要，负压引流同样重要，可以减轻面部的血肿和积液发生的可能，第3天打开包扎，拔出引流，常规包扎，第4天可以进行手术部位的理疗。以促进局部水肿的加快吸收，缩短恢复时间，尽快回到正常的工作和生活状态中去。

8. 手术后反应

手术后中下面部肿胀比较明显，部分人在鼻唇沟、耳后、下颌缘颈部会出现程度不同的瘀血或紫斑，少数人会因为引流不畅出现皮下积液。

9. 饮食禁忌

前3天禁吃辣味的食物，以免加快血液循环而加重水肿和出血的倾向。戒烟酒。

10. 恢复正常工作和生活的时间

一般10天左右水肿消散情况就比较好了，在2周左右局部肿胀的痕迹不是很明显了。

11. 拆线时间

一般7天才能拆线，根据愈合情况，可以间断拆线，在耳后区域的切口往往张力比较高，可以推迟到8～10天拆线，以免伤口裂开。

12. 瘢痕恢复时间

耳前的切口痕迹在手术后3个月内比较明显，一般需要3～6个月左右的时间将瘢痕恢复成线状。耳后区域的痕迹往往比较突出，但位于比较隐蔽的位置，不太容易被人所发现。

13. 形态完全恢复时间

在2个月以后进入恢复期，早期会有局部皮肤轻度的凹凸不平，摸起来发硬，感觉比较迟钝，在3个月后就逐渐恢复自然。

14. 可能出现的不良情况

皮下积液、积血、皮肤瘀斑、手术区域凹凸不平、感觉迟钝等。

15. 维持时间

一般维持4年以上，具体年限因人而异。

16. 可否再次手术

这样的手术对组织创伤比较大，在很大程度上会加快手术部位组织老化的进程，不宜进行多次手术。

二、心情故事

——收获美丽的蜿蜒小径

我是一个天生爱美的女性，2004年的时候，我35岁。35岁的年龄对女人来说是一个敏感的年龄，在不知不觉中，我开始花更多的时间在镜中观察自己容颜的改变：啊，原本饱满的脸颊好像变得有些瘦削，脸颊的肌肉好像有些下沉，下颏的线条也好像不那么流畅了，曾被很多人羡慕，自己也一直引以为荣的深眼窝也好像变得更深了，显得有些憔悴，再笑的时候不知道什么时候鱼尾纹好像也多了那么一两条……我知道，岁月的侵蚀、自然的威力已经开始在自己的脸上悄悄地显现，我的心开始变得焦躁不安起来，幻想着、期待着能有一双神奇的手为我抚平岁月的痕迹，并带来心灵上长久的愉悦和美丽。

我开始在网上搜寻各种有关回归美丽的信息，无数个整形美容医院和诊所让我眼花缭乱，良莠不齐的整形美容技术让我无从选择。有一天，我惊喜地看到了“美丽有约”网站。

打开网站，一种清新优雅、充满诗意的感觉扑面而来，我竟然有些不忍下翻，对着首页品味良久。我看到的是求美者渴望看到的手术对比照片和图片，是专业的美容知识和详尽的咨询解答，还有医生那一篇篇充满心灵感悟的美文。

终于，在2005年夏天，在“美丽有约”网站陪我度过了一个又一个期待的日子之后，我迈出了通往美丽彼岸的第一步。我在家人的陪同下，来到了科医院，见到了无数次想象中的医生。通过和医生的交谈，他很快就明白了我的美容诉求，并为我设计好了一个较为理想的手术方案。我有点恐惧，因为这是我第一次上手术台，而且是为了整容。我忐忑不安地向医生说：“我还没想好。”我想话一出口一定会引起医生和护士的反感甚至恼怒，没想到周围没有一个人表现出丝毫的不快，相反，医生好像知道我在想什么，极力地安慰我说："没关系没关系，一定要自己想好了再手术，你这样做是应该的，不要有什么歉疚，等你准备好了随时欢迎你再来。"

1年后，我再次和医生取得了联系，很快就住进了医院。躺在手术台上的那一刻，我的心是安定的，由于是局麻，所以我的意识也是清醒的，我能听到医护人员悄悄地交谈，也能听到医生对手术过程的讲解，间或还有医生对我风趣的安慰，静下来的片刻，耳边听到的只有均匀的呼吸，那是医生在专心致志地为我做精细的处理，我没有丝毫的痛苦，心里涌动的是一份感动，一份期待，相信这把富有魔力的手术刀一定可以为我找回往日的美丽。

在住院的日子里，我的心会常常处于感动之中，感动于医生每天的探望和关切的问候，感动于护士们每天不厌其烦的照顾，感动于其他工作人员的热情周到，有求必应，感动于病友之间那种相互交流、相互关怀的友好氛围，甚至一盘水果、一个眼神都会让我感动和难忘。显然，住院的日子完全是在一种美好的心境下度过的。

回家的日子，心里充满了对医院里一切的怀念和想念。每当对镜自览，看着自己紧致平滑的面颊，轻抚再也寻不到皱纹的眼角，每当听到别人"你越来越漂亮"的赞美和看到他们不能发现端倪的神情，心里总是美美的，感动和感激就会一次次涌上心头。

第十七章 下颌袋松弛

17

一、一目了然

1. 开始出现的年龄

一般在30岁以后即可以看到在下颌下一个袋状突起，尤其在侧面观时比较明显，年纪大的、脸比较胖的人比较容易出现，外形也比较突出。

2. 表现形式

在下颌下袋状突起，多因脂肪坠积和皮肤松弛共同形成，随着年纪的增加会越来越突出和加重。

3. 对面容和神态的影响

一旦出现，面部的侧面的曲线因此而有比较明显的改变，颈部和下颌角度改变而不规则，给人以缺乏朝气，面相臃肿的感觉。

二、美丽有方

1. 如何矫正

通过局部的脂肪吸出和皮肤缩紧的方式可以有效地解决。

2. 可采用的手术选择

程度比较轻的情况，仅仅通过局部脂肪抽吸的方法就可以很大程度地解决局部突起下垂的外观，在手术后的皮肤自动回缩将已经松弛的皮肤缩紧。如果程度比较重的，年纪大的人，单纯吸脂不能改变松弛下垂的皮肤，还需要局部的月牙形皮肤去除方可达到局部平整紧凑的外观。

3. 改善后的变化

原来突起下垂的局部外观消失，颈部和下颌的角度恢复。给人以干练、紧致的外观感觉。

4. 手术时间

单纯吸脂仅需1小时左右，如果还需要皮肤去除手术时间会增加1小时左右。

5. 麻醉方式

局部麻醉。

6.哪些人不宜接受手术

糖尿病、高血压、心脏病等患者不能接受手术。长期服用阿司匹林等水杨酸类药物的患者至少停药15天后方可接受手术。

7. 手术后的护理

手术后下颌部位需要带颈颌套局部加压包扎，以利于吸脂创面的贴合，促进皮肤的回缩，促进创面的引流通畅。第3天换药，局部包扎需要至少5天。

8. 手术后反应

手术后局部肿胀比较明显，可能会延及下颌缘附近区域。

9. 饮食禁忌

饮食不需要特别禁忌。

10. 恢复正常工作和生活的时间

一般在3天后即可以回到正常的工作中去,不需要特殊的治疗和护理。颈颌套至少戴3天。

11. 拆线时间

5天拆线。

12.瘢痕恢复时间

吸脂手术的局部伤口很小，一般都在隐蔽的部位，不易被人发觉。皮肤切除的瘢痕一般在下颌下缘以内，在头顶仰视时才能发现，瘢痕的恢复一般需要3～6个月左右。

13. 形态完全恢复时间

一般在10天左右，肿胀部分消失后即可见到比较明显的局部外观的改变，在3个月后基本情况稳定。

14. 可能出现的不良情况

属于很小的手术，一般不会出现不良反应和并发症，极少数人可能会出现局部片状瘀血或伤口延迟愈合等情况。

15. 维持时间

一般维持6年以上。

16. 可否再次手术

如果再次出现，可以根据身体情况再次手术。

图书在版编目（CIP）数据

重返青春　驻颜有术：让你回归青春的15种手术／杜太超著．—北京：人民卫生出版社，2010.12
ISBN 978-7-117-13105-6

Ⅰ.①重…　Ⅱ.①杜…　Ⅲ.①女性－美容术－基本知识　Ⅳ.①R622

中国版本图书馆CIP数据核字（2010）第119890号

门户网：www.pmph.com	出版物查询、网上书店
卫人网：www.ipmph.com	护士、医师、药师、中医师、卫生资格考试培训

重返青春　驻颜有术

让你回归青春的15种手术

著　　者：杜太超
出版发行：人民卫生出版社（中继线 010－59780011）
地　　址：北京市朝阳区潘家园南里 19 号
邮　　编：100021
E - mail：pmph @ pmph.com
购书热线：010－67605754　010－65264830
010－59787586　010－59787592
印　　刷：北京汇林印务有限公司
经　　销：新华书店
开　　本：787×1092　1/20　**印张**：10
字　　数：161 千字
版　　次：2010 年 12 月第 1 版　2010 年 12 月第 1 版第 1 次印刷
标准书号：ISBN 978-7-117-13105-6/R·13106
定　　价：56.00 元

打击盗版举报电话：010－59787491　E-mail：WQ @ pmph.com
（凡属印装质量问题请与本社销售中心联系退换）